T0216518

SAVE – Strategien für Jugendliche mit ADHS

Nina Spröber

Anne Brettschneider

Lilo Fischer

Jörg M. Fegert

Jasmin Grieb

SAVE – Strategien für Jugendliche mit ADHS

Verbesserung der Aufmerksamkeit, der Verhaltensorganisation und Emotionsregulation

Mit Online-Material

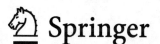 Springer

Dr. Nina Spröber
Praxis Dr. Spröber
Arnulfstraße 4
89231 Neu-Ulm

Anne Brettschneider
Sachsenklinik GmbH
Parkstraße 2
04651 Bad Lausick

Lilo Fischer
Universitätsklinikum Ulm,
Klinik für Kinder- und Jugendpsychiatrie
Steinhövelstraße 5
89075 Ulm

Prof. Dr. Jörg M. Fegert
Universitätsklinikum Ulm,
Klinik für Kinder- und Jugendpsychiatrie
Steinhövelstraße 5
89075 Ulm

Jasmin Grieb
Staatliches Schulamt Markdorf
Schulpsychologische Beratungsstelle Ravensburg
Goetheplatz 2
88214 Ravensburg

Die Arbeitsblätter finden Sie auf extras.springer.com
http://extras.springer.com/978-3-642-38361-8

ISBN 978-3-642-38361-8   ISBN 978-3-642-38362-5 (eBook)
DOI 10.1007/978-3-642-38362-5

Die Deutsche Nationalbibliothek verzeichnet diese Publikation in der Deutschen Nationalbibliografie;
detaillierte bibliografische Daten sind im Internet über http://dnb.d-nb.de abrufbar.

Springer Medizin
© Springer-Verlag Berlin Heidelberg 2013

Planung: Renate Scheddin, Heidelberg
Projektmanagement: Renate Schulz, Heidelberg
Lektorat: Stefanie Teichert, Itzehoe
Projektkoordination: Eva Schoeler, Heidelberg
Umschlaggestaltung: deblik Berlin
Fotonachweis Umschlag: Yuri Arcurs – Fotolia
Herstellung: le-tex publishing services GmbH, Leipzig

Gedruckt auf säurefreiem und chlorfrei gebleichtem Papier

Springer Medizin ist Teil der Fachverlagsgruppe Springer Science+Business Media
www.springer.com

Vorwort

Kaum eine Störung des Kindes- und Jugendalters erfährt so viel Beachtung wie die Aufmerksamkeitsdefizit-/Hyperaktivitätsstörung, kurz ADHS. Sie beschäftigt nicht nur Forscher und Kliniker, auch Eltern, Lehrern und Erziehern brennt das Thema unter den Nägeln. Unzählige Forschungsarbeiten entstanden in den letzten Jahren zur Erkundung des Symptombildes, zur Diagnostik und zur Effektivitätsabschätzung pharmakologischer und psychotherapeutischer Therapien. Die meiste Forschung bezieht sich dabei auf das Kindesalter. Einige Zeit dachte man, dass sich die Symptome der ADHS mit zunehmendem Alter „auswachsen", inzwischen ist bekannt, dass dies nicht der Fall ist. Allerdings verändert sich das Symptombild über die Lebensspanne hinweg. Komorbide Störungen differenzieren sich bis zum Erwachsenenalter hin aus. Eine besonders sensible Phase stellt das Jugendalter dar, da von Jugendlichen zum einen eine größere Selbstständigkeit in der Alltagsbewältigung verlangt wird als von Kindern – die jedoch gerade Jugendlichen mit ADHS sehr schwer fällt – und neben den störungsspezifischen Symptomen Merkmale der Pubertät hinzukommen.

Für Jugendliche mit ADHS gibt es bislang nur wenige evaluierte Therapieansätze zur Behandlung von ADHS, gleichzeitig haben Jugendliche mit ADHS oftmals eine negative Einstellung gegenüber der medikamentösen Behandlung und brechen sie daher häufig ab. Störungsspezifische Psychotherapieprogramme für dieses Alter werden demnach dringend gebraucht.

In unserem kognitiv-verhaltensorientierten Trainingsprogramm SAVE haben wir versucht, wesentliche Faktoren zu realisieren, die für eine effektive psychotherapeutische Behandlung von Jugendlichen mit ADHS zentral sind. Dabei war es uns wichtig, dass die Jugendlichen zunächst ein besseres Verständnis für sich, ihre Stärken/Ressourcen, die Einschränkungen durch ADHS und die individuellen Entwicklungsmöglichkeiten gewinnen. Dazu eignet sich das gewählte Gruppensetting, da sich die Jugendlichen gegenseitig Rückmeldung und Unterstützung geben können. Die Bewertungen des Trainingsprogramms durch die Jugendlichen hat uns diesbezüglich recht gegeben: Gerade das Üben und Lernen in der Gemeinschaft mit Gleichaltrigen und „Leidensgenossen" war für viele sehr motivierend. Ein Schwerpunkt von SAVE liegt auf der Vermittlung von Fertigkeiten, wie Chaosorganisation, Verbesserung der Aufmerksamkeit und Reduktion der Ablenkbarkeit, die es den Jugendlichen ermöglichen, ihren Alltag reibungsloser, stressfreier und selbstständiger zu bewältigen. Viele der vermittelten Techniken und Strategien wurden von den Jugendlichen auch regelmäßig angewandt. Darüber hinaus haben wir eine verbesserte Emotionsregulation in den Fokus gestellt, damit die Jugendlichen ihre Stimmungen besser wahrnehmen und steuern können, um weniger impulsiv oder unüberlegt zu handeln.

Unser Trainingsprogramm zeichnet sich durch verschiedene Besonderheiten aus: Wir haben aufgrund der langjährigen Erfahrungen in der Arbeit mit Jugendlichen mit ADHS der Durchführung des Trainingsprogramms einen Rahmen gegeben, der es überhaupt erst möglich macht, zwei Stunden intensiv mit ihnen zu arbeiten. Zu denken ist hierbei an das Regel- und Verstärkersystem, aber auch an Übungen zur Wahrnehmung und Veränderung von innerer oder äußerer Unruhe. Um den Alltagstransfer der im Trainingsprogramm erarbeiteten Strategien zu maximieren und gleichzeitig das Bedürfnis von Jugendlichen nach Autonomie zu respektieren, haben die Jugendlichen die Möglichkeit, eine Vertrauensperson, den sog. „Trainingscoach" in das Training einzubeziehen. Zusätzlich lernen die Jugendlichen, zielorientiert zu arbeiten und individuelle Konzentrationsübungen im Alltag anzuwenden.

Die Entwicklung und Evaluation des Trainingsprogramms erfolgte im wissenschaftlichen Rahmen an der Ulmer Klinik für Kinder- und Jugendpsychiatrie. Mit den Ergebnissen und Erfahrungen, die durch die Anfertigung von Diplom- und Doktorarbeiten erlangt wurden, konnte das Programm schrittweise überarbeitet und spezifisch auf die Zielgruppe angepasst werden. Im Vorfeld zur Publikation dieses Therapiemanuals wurden das Thema und das Programm daher schon in anderen Kontexten aufgegriffen. Es ergaben sich somit in diesem Werk einzelne Überschneidungen zu den Texten aus dem Zeitschriftenartikel *SAVE – ein kognitiv-verhaltenstherapeutisches Gruppentherapieprogramm für Jugendliche mit ADHS: Eine*

Pilotstudie[1] sowie dem Buchbeitrag *KVT bei hyperkinetischen Störungen*[2].

Zahlreiche Personen haben uns tatkräftig unterstützt, denen wir an dieser Stelle danken wollen. Zu nennen sind hier Theresia Jung, Dr. Elisabeth und Dr. Gerhard Libal, das Team um PD Dr. Angelika Schlarb der Universität Tübingen und Prof. Dr. Ferdinand Keller. Die Zusammenarbeit mit Frau Renate Schulz und Frau Renate Scheddin vom Springer-Verlag und der Lektorin Frau Stefanie Teichert hat uns große Freude bereitet. Unser besonderer Dank gilt den Jugendlichen und deren Bezugspersonen, die es durch ihre Begeisterung und ihre konstruktiven Rückmeldungen ermöglicht haben, dass wir das Therapiemanual kontinuierlich weiterentwickeln konnten.

Wir wünschen allen, die mit diesem Therapiemanual arbeiten, viel Freude und Erfolg!

Für die Autoren:

Jasmin Grieb
Nina Spröber
Anne Brettschneider
Ulm, im Mai 2013

1   Spröber N, Grieb J, Ludolph A, Hautzinger M, Fegert JM (2010) SAVE – ein kognitiv-verhaltenstherapeutisches Gruppentherapieprogramm für Jugendliche mit ADHS: Eine Pilotstudie. Nervenheilkunde 29: 44–51.
2   Spröber N, Grieb J (2012) KVT bei hyperkinetischen Störungen. In: Schlarb AA (Hrsg) Praxisbuch KVT mit Kindern und Jugendlichen – Störungsspezifische Strategien und Leitfäden. Beltz, Weinheim, S 57–100.

Inhaltsverzeichnis

III   Zusatzmaterial

Autorenverzeichnis

Brettschneider, Anne
Sachsenklinik GmbH
Parkstraße 2
04651 Bad Lausick
E Mail: anne.brettschneider@gmx.de

Fegert, Jörg M., Prof. Dr.
Universitätsklinikum Ulm,
Klinik für Kinder- und Jugendpsychiatrie
Steinhövelstraße 5
89075 Ulm
E Mail: joerg.fegert@uniklinik-ulm.de

Fischer, Lilo
Universitätsklinikum Ulm,
Klinik für Kinder- und Jugendpsychiatrie
Steinhövelstraße 5
89075 Ulm
E Mail: lilo.fischer@uniklinik-ulm.de

Grieb, Jasmin
Staatliches Schulamt Markdorf
Schulpsychologische Beratungsstelle Ravensburg
Goetheplatz 2
88214 Ravensburg
E Mail: jasmin.grieb@rvb.ssa-mak.kv.bwl.de

Spröber, Nina, Dr.
Praxis Dr. Spröber
Arnulfstraße 4
89231 Neu-Ulm
E Mail: nina.sproeber@gmx.de

Theoretischer Teil

Grundlagen

N. Spröber et al., *SAVE – Strategien für Jugendliche mit ADHS,*
DOI 10.1007/978-3-642-38362-5_1, © Springer-Verlag Berlin Heidelberg 2013

1.1   Beschreibung des Störungsbildes

Störungen der Aufmerksamkeit bedeuten für Kinder und Jugendliche erhebliche Einschränkungen im Alltag. Das Bild der Aufmerksamkeitsdefizit-/Hyperaktivitätsstörung (ADHS) bzw. der hyperkinetischen Störung ist durch die drei Kernsymptome Unaufmerksamkeit, Hyperaktivität und Impulsivität gekennzeichnet. Aufgrund von biologischer Reifung, deren Einfluss auf die Neuropsychologie der Störung, Lernprozessen im Laufe der Entwicklung sowie den Anforderungen altersspezifischer Entwicklungsaufgaben wandeln bzw. verschieben sich die Kernsymptome vom Kindes- bis zum Jugendalter (Tischler et al. 2010). Im Folgenden werden die drei Kernsymptome jeweils im Übergang vom Kindes- zum Jugendalter näher beschrieben.

1.1.1   Unaufmerksamkeit

❯ Die Aufmerksamkeitsstörung zeigt sich in einer mangelnden Aufmerksamkeitsorientierung und Zielgerichtetheit des Verhaltens.

Im Kindesalter zeichnet sich die Unaufmerksamkeit besonders durch eine geringe Konzentrationsfähigkeit, hohe Ablenkbarkeit, Tagträume sowie Vergesslichkeit bei Alltagsangelegenheiten aus (Kohn u. Esser 2008).

Im Jugendalter treten Probleme beim Aufrechterhalten von Ordnungsstrukturen sowie eine chaotische Organisation mit gravierenden Planungs- und Durchführungsproblemen in verschiedenen Lebensbereichen in den Vordergrund. Tätigkeiten werden schnell gewechselt, ohne diese vorher abgeschlossen zu haben, die Arbeitsweise ist oft ineffizient, und es unterlaufen viele Flüchtigkeitsfehler (Kohn u. Esser 2008). Oft nehmen sich Jugendliche mit ADHS wenig Zeit, Aufgaben zu verstehen oder Lösungen systematisch abzuleiten, überwachen bzw. überprüfen ihr Vorgehen nicht.

Auch im sozialen Bereich manifestiert sich die Aufmerksamkeitsstörung: Kindern und Jugendlichen mit ADHS fällt es schwer, zuzuhören oder soziale Situationen vollständig zu erfassen. Diese Schwierigkeiten kollidieren stark mit dem im Jugendalter zunehmenden Autonomiebestreben und dem Wunsch nach Eigenverantwortung, sodass die Jugendlichen in ihrem Alltag häufig Misserfolge erleben.

1.1.2   Hyperaktivität

❯ Die Hyperaktivität ist durch eine desorganisierte, mangelhaft regulierte und überschießende motorische Aktivität gekennzeichnet.

Diese Symptome zeigen sich insbesondere in strukturierten und organisierten Situationen, welche Ruhe oder ein deutliches Maß an eigener Verhaltenskontrolle verlangen (Döpfner et al. 2008a).

Bei Kindern äußert sich dies vorwiegend durch eine motorische Unruhe und Zappeligkeit (z. B. nicht still sitzen können, exzessives Rennen oder Klettern, übermäßiges Reden; Tischler et al. 2010).

Bei den meisten Jugendlichen ergibt sich eine Verschiebung der äußeren Hyperaktivität hin zu einer persistierenden inneren Unruhe und dem Gefühl, nicht entspannen zu können. Die Jugendlichen finden sozial verträglichere Formen, um mit ihrer motorischen Unruhe umzugehen, wie Wippen auf einem Stuhl, wiederholtes Klicken eines Kugelschreibers, das rhythmische Bewegen eines Beines. Auch Techniken zur Selbststimulation, wie das Benutzen eines MP3-Players oder das Herumspielen am Handy, werden zum Ausgleich der Hyperaktivität herangezogen (Weiss et al. 2002). Sehr häufig wählen Jugendliche Freizeitaktivitäten und Ausbildungsberufe, die ihr Bedürfnis nach Bewegung befriedigen und dem Vermeiden von Gleichförmigkeit/Ruhe dienen (z. B. risikoreiche Extremsportarten, freiberufliche Tätigkeiten).

1.1.3   Impulsivität

❯ Die Verhaltenshemmung ist bei Kindern/Jugendlichen mit ADHS eingeschränkt (kognitive oder emotionale Impulsivität), dies äußert sich vorwiegend in einem unreflektierten und vorschnellen Verhalten.

Kinder mit ADHS platzen häufig mit Antworten heraus, können nicht abwarten, bis sie an der Reihe sind, und stören bzw. unterbrechen andere Personen bei deren Tätigkeiten und Gesprächen. Sie haben Schwierigkeiten, ihre eigenen Bedürfnisse in den Hintergrund zu stellen und für eine begrenzte Zeit aufzuschieben (Döpfner et al. 2000).

Bei Jugendlichen mit ADHS äußert sich die Impulsivität häufig in einer extrem niedrigen Frustrationstoleranz, überschießenden Emotionen, plötzlichen Wutausbrüchen, Sprunghaftigkeit und ausgeprägter Ungeduld. Entscheidungen werden getroffen, ohne vorher über die Konsequenzen nachzudenken. Solche impulsiven Entscheidungen führen oft zu einem unsteten Lebensstil und Schwierigkeiten in persönlichen Beziehungen (Adam et al. 2002; Kohn u. Esser 2008; Tischler et al. 2010; Wilens u. Dodson 2004).

1.1.4 Situationsspezifische Ausprägung der Symptomatik

Die beschriebenen Kernsymptome treten bei Kindern/Jugendlichen mit ADHS in Abhängigkeit von der jeweiligen Situation auf. Sie verstärken sich typischerweise, wenn Aufgaben eine längere Aufmerksamkeitsspanne erfordern, gleichförmig sind oder mit einem mittleren, gleichbleibendem Konzentrationsniveau ausgeführt werden müssen. In Situationen hingegen, in denen die Kinder/Jugendlichen spannenden, abwechslungsreichen Aufgaben nachgehen (z. B. bei Computerspielen) oder durch andere Personen in ihrem Tun angeleitet und gesteuert werden, können die Symptome auch nur in geringem Maße ausgeprägt sein (Döpfner et al. 2000).

Während bei Kindern diese Notwendigkeit von externer Steuerung bei Alltagsaufgaben toleriert (z. B. helfen viele Eltern ihren Kindern bei der Erledigung der Hausaufgaben, führen Terminkalender für ihre Kinder) und auch die Schwierigkeiten beim Durchhalten von gleichförmigen Aufgaben (z. B. Unlust/Unruhe, wenn ein Kind seinen Kleiderschrank aufräumen soll) bis zu einem gewissen Grade akzeptiert werden, erwartet die Umwelt von Jugendlichen eine höhere Selbstständigkeit und Anpassungsfähigkeit an Alltagssituationen und die Fähigkeit zur Selbststeuerung.

Diese Erwartungen – die auch die Jugendlichen meist an sich selbst haben – stehen jedoch häufig im Widerspruch zu den erlernten Fertigkeiten. Gerade durch die oben geschilderte Variabilität der Ausprägung der Symptomatik, je nach Anforderung der Situation, entsteht bei Bezugspersonen häufig die Überzeugung, der Jugendliche könnte sich konzentrieren, planvoll und organisiert handeln, bedacht reagieren – wenn er nur wollte. Konflikte mit Eltern/Bezugspersonen (Neuhaus 2005), in der Schule und am Arbeitsplatz sind häufige Folgen. Die vielfältigen Misserfolgserlebnisse in verschiedenen Lebensbereichen führen bei vielen Jugendlichen zu einem niedrigen Selbstwertgefühl und geringem Selbstvertrauen (Murphy 2005). Als ungünstige Bewältigungsmechanismen entwickeln sich teilweise oppositionelle Verhaltensweisen (z. B. Regelbrüche, um sich Anforderungen nicht stellen zu müssen) oder ein ausgeprägtes Vermeidungsverhalten (z. B. Abbruch der Ausbildung, geht nicht mehr in den Fußballverein).

1.1.5 Internationale Klassifikationssysteme

Die Klassifikation des geschilderten Störungsbildes der hyperkinetischen Störung bzw. der ADHS wird derzeit mit der aktuell laufenden Veröffentlichung des Diagnostischen und Statistischen Handbuches Psychischer Störungen, Auflage V (DSM-V) weiter an die beschriebenen Symptomveränderungen über die Lebensspanne hinweg angepasst. Da die grundlegende Einteilung der Symptombereiche weiterhin übernommen wurde, in der jetzigen Übergangsphase die Textversion noch nicht vollständig zugänglich ist und der vollständige Einzug in und die damit verbundenen Konsequenzen für die Praxis noch abzuwarten sind, wird im Folgenden die bisherige Klassifikation nach DSM-IV und ICD-10 näher dargestellt sowie die Entwicklung hin zum DSM-V kurz aufgezeigt.

Die Bezeichnung des geschilderten Störungsbildes der hyperkinetischen Störung bzw. der ADHS orientierte sich bisher an den beiden gängigen internationalen Klassifikationssystemen: der Internationalen statistischen Klassifikation der Krankheiten und verwandter Gesundheitsprobleme, Auflage 10 (ICD-10; Dilling et al. 2005), welche europaweit als Klassifikationsgrundlage dient, und dem dem Diagnostischen und Statistischen Handbuch Psychischer Störungen, Auflage IV, Textrevision (DSM-IV-TR; Saß et al. 2003), das hauptsächlich in den USA bis zur Veröffentlichung des DSM-V zur Klassifikation psychischer Störungen angewendet wird.

ICD-10 Die ICD-10 nimmt unter den hyperkinetischen Störungen (F90) die Einteilung in eine einfache Aktivitäts- und Aufmerksamkeitsstörung (F90.0), eine hyperkinetische Störung des Sozialverhaltens (F90.1), sonstige hyperkinetische Störungen (F90.8) und nicht näher bezeichnete hyperkinetische Störungen (F90.9) vor.

DSM-IV-TR Das DSM-IV-TR unterteilt die Störungen der Aufmerksamkeit, der Aktivität und des Sozialverhaltens unter der Bezeichnung Aufmerksamkeitsdefizit-/Hyperaktivitätsstörung (314.xx) in drei Subtypen: den Mischtypus (314.01), den vorwiegend unaufmerksamen Typus (314.00) und den vorwiegend hyperaktiv-impulsiven Typus (314.01). Weiterhin kann hier die Diagnose einer nicht näher bezeichneten Aufmerksamkeitsdefizit-/Hyperaktivitätsstörung (314.9) vergeben werden.

- **Vergleich der Klassifikationssysteme**

Die Aufmerksamkeitsstörung ohne Hyperaktivität, die dem DSM-IV-TR Subtyp vorwiegend unaufmerksamer Typus (314.00) entspricht, wird im ICD-10 unter „anderen Verhaltens- und emotionale Störungen bei den sonstigen näher bezeichneten Verhaltens- und emotionalen Störungen mit Beginn in der Kindheit und Jugend (F98.8)" kodiert. ◻ Tabelle 1.1 zeigt eine Gegenüberstellung der Klassifikationen der beiden Diagnosesysteme.

Beide Systeme differieren nur unwesentlich in der Definition der einzelnen Kriterien, in folgender Übersicht sind die Kriterien nach dem ICD-10 dargestellt.

Symptomkriterien der hyperkinetischen Störungen nach ICD-10 (Dilling et al. 2005)

— **Unaufmerksamkeit** (mindestens 6 Monate lang mindestens 6 der folgenden Symptome):

1. Sind häufig unaufmerksam gegenüber Details oder machen Sorgfaltsfehler bei den Schularbeiten und sonstigen Arbeiten und Aktivitäten.
2. Sind häufig nicht in der Lage, die Aufmerksamkeit bei Aufgaben und beim Spielen aufrechtzuerhalten.
3. Hören häufig scheinbar nicht, was ihnen gesagt wird.
4. Können oft Erklärungen nicht folgen oder ihre Schularbeiten, Aufgaben oder Pflichten am Arbeitsplatz nicht erfüllen (nicht wegen oppositionellen Verhaltens oder weil die Erklärungen nicht verstanden werden).
5. Sind häufig beeinträchtigt, Aufgaben oder Aktivitäten zu organisieren.
6. Vermeiden ungeliebte Arbeiten, wie Hausaufgaben, die häufig geistiges Durchhaltevermögen erfordern.
7. Verlieren häufig Gegenstände, die für bestimmte Aufgaben wichtig sind (z. B. für Schularbeiten), wie Bleistifte, Bücher Spielsachen und Werkzeuge.
8. Werden häufig von externen Stimuli abgelenkt.
9. Sind im Verlauf der alltäglichen Aktivitäten oft vergesslich.

— **Überaktivität** (mindestens 6 Monate lang mindestens 3 der folgenden Symptome):

1. Fuchteln häufig mit Händen und Füßen oder winden sich auf den Sitzen.
2. Verlassen ihren Platz im Klassenraum oder in anderen Situationen, in denen ein Sitzenbleiben erwartet wird.
3. Laufen häufig herum oder klettern exzessiv in Situationen, in denen dies unpassend ist (bei Jugendlichen oder Erwachsenen entspricht dem nur ein Unruhegefühl).
4. Sind häufig unnötig laut beim Spielen oder haben Schwierigkeiten bei leisen Freizeitbeschäftigungen; zeigen ein anhaltendes Muster exzessiver motorischer Aktivitäten, die durch den sozialen Kontext oder Verbote nicht durchgreifend beeinflussbar sind.

— **Impulsivität** (mindestens 6 Monate lang mindestens 1 der folgenden Symptome):

1. Platzen häufig mit der Antwort heraus, bevor die Frage beendet ist.
2. Können häufig nicht in einer Reihe warten oder warten, bis sie bei Spielen oder in Gruppensituationen an die Reihe kommen.
3. Unterbrechen und stören andere häufig (z. B. mischen sie sich ins Gespräch oder Spiel anderer ein).
4. Reden häufig exzessiv, ohne angemessen auf soziale Beschränkungen zu reagieren.

Übereinstimmend fordern beide Klassifikationen einen Beginn der Störung vor dem 7. Lebensjahr, Beeinträchtigungen durch die Symptome in mindestens zwei oder mehr Lebensbereichen sowie Hinweise auf deutliches Leiden bzw. eine Beeinträchtigung der sozialen, schulischen oder beruflichen Funktionsfähigkeit. Als Ausschlusskriterien werden gleichermaßen die Diagnosen einer tiefgreifenden Entwicklungsstörung, einer Schizophrenie oder einer anderen psychotischen Störung benannt. Inhaltlich konform dürfen die Symptome nicht durch eine andere psychische Störung erklärbar sein, wie eine affektive Störung, eine Angststörung, eine dissoziative Störung oder eine Persönlichkeitsstörung.

Die beiden Systeme unterscheiden sich in der Kombination der Symptomkriterien. Für die Diagnose einer einfachen Aufmerksamkeitsstörung (F90.0) müssen im ICD-10 Symptome der Unaufmerksamkeit, der Hyperaktivität und der Impulsivität vorhanden sein. Bei zusätzlicher Störung des Sozialverhaltens wird die Diagnose einer hyperkinetischen Störung des Sozialverhaltens (F90.1) vergeben. Im DSM-IV-TR werden in solchen Fällen Mehrfachdiagnosen vergeben.

■ **Entwicklungen der Klassifikation mit speziellem Blick auf das Jugendalter**

Die Aufmerksamkeitsstörung fand relativ spät Eingang in die Klassifikationssysteme: 1968 wurde sie zum ersten Mal im DSM-II (1974 im ICD-8) beschrieben. Man ging davon aus, dass es sich um ein Störungsbild handelt, das fast ausschließlich im Kindesalter auftritt. Es wurde explizit beschrieben, dass sich die Symptome im Verlauf des Jugendalters reduzieren würden. Eine exponenzielle Abnahme der Symptomatik durch die Entwicklung wurde lange Zeit vermutet (Hill u. Schoener 1996). Die Symptomkriterien (s. o.), wie sie auch heute genutzt werden, sind deshalb v. a. für den Kinderbereich passend formuliert. Die Symptomatik ändert sich jedoch im Laufe der Entwicklung (► Abschn. 1.1), Jugendliche und Erwachsene finden sich in den Kriterien oft nur teilweise wieder.

So wird die Reliabilität und Validität der Subtypen nach DSM-IV-TR seit längerer Zeit hinterfragt. Diskutiert wird das Vorhandensein weiterer Subtypen. Es zeigte sich, dass

☐ Tab. 1.1 Gegenüberstellung der Klassifikationen nach ICD-10 (Dilling et al. 2005) und DSM-IV-TR (Saß et al. 2003)

ICD-10		DSM-IV-TR	
F90–F98	Verhaltens- und emotionale Störungen mit Beginn in der Kindheit und Jugend	–	Störungen, die gewöhnlich zuerst im Kleinkindalter, in der Kindheit oder Adoleszenz diagnostiziert werden
			Störungen der Aufmerksamkeit, der Aktivität und des Sozialverhaltens
F90	Hyperkinetische Störungen	314.xx	Aufmerksamkeitsdefizit-/Hyperaktivitätsstörungen
F90.0	Einfache Aktivitäts- und Aufmerksamkeitsstörung	314.01	Mischtypus
F90.1	Hyperkinetische Störung des Sozialverhaltens	314.01	Vorwiegend hyperaktiv-impulsiver Typus
F90.8	Sonstige hyperkinetische Störungen	–	Keine entsprechende Diagnose vorhanden
F90.9	Nicht näher bezeichnete hyperkinetische Störung	314.9	Nicht näher bezeichnete Aufmerksamkeitsdefizit-/Hyperaktivitätsstörung
F98.8	Sonstige näher bezeichnete Verhaltens- und emotionale Störungen mit Beginn in der Kindheit und Jugend, dazugehöriger Begriff: Aufmerksamkeitsstörung ohne Hyperaktivität	314.00	Vorwiegend unaufmerksamer Typus

die Diagnose einer ADHS recht stabil ist, sich die Ausprägung der Symptome über den Lebensverlauf allerdings ändert, sodass die Kinder bzw. Jugendlichen mit zunehmendem Alter zwischen den verschiedenen Subtypen wechseln (Bell 2011).

Die Unaufmerksamkeit scheint das stabilere Symptom zu sein, das auch deutlich noch bei Erwachsenen vorherrschend ist (Thorell u. Bohlin 2009). In den Vordergrund rücken Probleme im Priorisieren von Arbeit, Vorausplanen, Ungeduld, Sprunghaftigkeit (Kessler et al. 2010).

Es wurden u. a. weitere Differenzierungen für die Subtypen vorgeschlagen (Desman u. Petermann 2005): Für den vorwiegend unaufmerksamen Typus (314.00) wurde eine Unterscheidung zwischen unaufmerksamem Typ mit kognitiver Verlangsamung und einem unaufmerksamen Typ ohne kognitive Verlangsamung mit wenigen, aber nachweisbaren hyperaktiv-impulsiven Symptomen als sinnvoll diskutiert. Milich et al. (2001) schlugen vor, den vorwiegend unaufmerksamen Typus unter den Lernstörungen oder Störungen mit internalisierenden Symptomen zu kategorisieren.

Die Diagnosekriterien des neu erschienen DSM-V (Mai 2013) beziehen nun die beschriebenen Symptomverschiebungen und -veränderungen über die Lebensspanne hinweg mit ein (APA 2013 a, b). Wie im DSM-IV werden die Symptome unter den beiden Kategorien Unaufmerksamkeit und Hyperaktivität/Impulsivität aufgeführt. Daneben werden Beispiele für typische Verhaltensweisen für unterschiedliche Lebensalter mit angeführt. Das Onset-Alter der Symptome wurde auf ein Alter von 12 Jahren angehoben. Ab 17 Jahren sind für eine Diagnosevergabe nur noch jeweils 5 Symptomkriterien zu erfüllen. Die Diagnose einer tiefgreifenden Entwicklungsstörung gilt nicht mehr als Ausschlusskriterium.

■ **Exkurs: Nur Defizite oder auch Ressourcen?**
Die Diagnosestellung erfolgt in der Fachwelt anhand der beschriebenen Diagnosekriterien. Es handelt sich dabei um einen defizitorientierten Ansatz, d. h., dass eine Fachperson die Entwicklung eines Kindes/Jugendlichen bezüglich bestimmter Kompetenzbereiche beurteilt und erfasst, in welchen Bereichen das Kind/der Jugendliche Schwierigkeiten hat, um es/ihn dann gezielt durch eine adäquate Behandlung zu fördern (diagnostisches Vorgehen ▶ Abschn. 1.4).

Gerade im Zusammenhang mit ADHS wird häufig diskutiert, ob Patienten mit diesem Störungsbild allgemein nicht auch ganz bestimmte „besondere" Eigenschaften besitzen (z. B. Annahme der Hochbegabung, Patienten mit ADHS seien in der Entwicklung der Gesellschaft voraus). Solche Annahmen können in der wissenschaftlichen Literatur nicht bestätigt werden (Zentall 2006). Und dennoch ist es natürlich wichtig, neben den Defiziten auch die speziellen Stärken und Ressourcen jeder einzelnen Person zu erfassen. Verschiedene Verhaltensweisen, die in ▶ Abschn. 1.1 geschildert wurden, haben positives Potenzial: Wer unruhig ist, erlebt sich oft auch voller Energie; wer schnell entscheidet, ist oft auch risikofreudig.

> In der Behandlung geht es darum, Verhaltensweisen so an Situationen und Umstände zu adaptieren, dass ein Patient mit ADHS möglichst wenige Einschränkungen erfährt und gleichzeitig sein Potenzial ausschöpfen kann.

1

1.2   Epidemiologie und Komorbiditäten

ADHS zählt zu den häufigsten Verhaltensstörungen im Kindes- und Jugendalter. Es handelt sich – wenn unbehandelt – um ein relativ stabiles Krankheitsbild. Hyperkinetische Störungen persistieren zu 30–85 % bis ins Jugendalter (Döpfner et al. 2008a; Ihle u. Esser 2002). In einer Längsschnittstudie über einen Zeitraum von 10 Jahren wurden speziell für Jungen Persistenzraten von 35 % (bei vollständiger Erfüllung der Diagnosekriterien des DSM-IV-TR) gefunden (Biederman et al. 2010). Zusätzlich zeigte sich, dass bei 78 % der untersuchten Personen die meisten Symptome über den genannten 10-Jahres-Zeitraum bestehen blieben, sie jedoch die Diagnosekriterien des DSM-IV-TR nicht mehr vollständig erfüllten. Als Prädiktoren für eine Persistenz des Störungsbildes bis ins Jugendalter werden in der Literatur familiäres Auftreten von ADHS, psychosoziale Belastungen, das Vorhandensein einer komorbiden Störung des Sozialverhaltens sowie einer affektiven Störung und/oder Angststörung berichtet (Adam et al. 2002).

Eine Untersuchung aus den USA ermittelte eine kumulative Prävalenz von 4,1 % für Jugendliche im Alter von 16 Jahren (Costello et al. 2003). Weitere Studien zeigen Prävalenzen im späten Jugendalter (18–19 Jahre) zwischen 1,5 % (Cuffe et al. 2001) und 7,4 % (Barbaresi et al. 2002) unter der Voraussetzung voll erfüllter DSM-III-R- bzw. DSM-IV-Diagnosen. Für Deutschland fand sich im Rahmen des Kinder- und Jugendgesundheitssurveys (KiGGS; Schlack et al. 2007) eine durchschnittliche Lebenszeitprävalenz von 4,8 % für ADHS. Die hier dargestellten Schwankungen bezüglich des Vorkommens von ADHS sind auf methodische Probleme (z. B. verwendete Diagnoseinstrumente in den Studien, Zusammensetzung der Studienstichprobe) zurückzuführen.

Für den Übergang zum Erwachsenenalter „belegen Studien eine Persistenz der Verhaltensprobleme in 40 bis 60 Prozent der Fälle und geben Prävalenzraten von ein bis vier Prozent an" (Schmidt u. Petermann 2008, S. 268). In einer Metaanalyse aus dem Jahr 2009 wurde eine Prävalenzrate von 2,5 % für ADHS im Erwachsenenalter nachgewiesen (Tischler et al. 2010). Geschlechtseffekte scheinen im Erwachsenenalter nicht so ausgeprägt zu sein wie im Kindes- und Jugendalter.

1.2.1   Geschlechtsspezifische Prävalenz

Die Störung tritt sowohl im Kindes- wie auch im Jugendalter bei Jungen häufiger auf als bei Mädchen. Jungen erfüllen laut KiGGS im Jugendalter bis zu siebenmal häufiger die Diagnosekriterien als Mädchen (Costello et al. 2003; Schlack et al. 2007).

Jugendliche mit ADHS weisen häufig eine Vielzahl komorbider Störungen auf, die den Entwicklungsverlauf von Jugendlichen mit ADHS zusätzlich erschweren und deren psychosoziales Funktionsniveau weiter einschränken (ADORE Study Group; Biederman et al. 2011).

Längs- und Querschnittsstudien zeigen für das Jugendalter ein häufig komorbides Auftreten von Störungen des Sozialverhaltens, affektiven Störungen, Angststörungen, Substanzmissbrauch, Persönlichkeitsstörungen, Ticstörungen, Schlafstörungen sowie Lernstörungen (Tischler et al. 2010). Die aus klinischer Erfahrung bedeutsamsten komorbiden Störungsbilder für das Jugendalter werden im Folgenden kurz beschrieben.

1.2.2   Störungen des Sozialverhaltens

Es handelt sich hierbei um das am häufigsten komorbid auftretende Störungsbild bei Jugendlichen mit ADHS (Auftretenswahrscheinlichkeit von 43 %; Kohn u. Esser 2008). Es zeigte sich, dass Jugendliche mit ADHS und zusätzlichem aggressivem oder sozial auffälligem Verhalten dazu neigen, früher psychoaktive Substanzen (besonders Zigaretten, Marihuana und Alkohol) zu konsumieren (u. a. Barkley et al. 1990). Darüber hinaus ist ihre Entwicklung deutlich beeinträchtigt, da vielfältige Probleme mit Bezugspersonen, Gleichaltrigen und deviantes Verhalten ihren Alltag sowie das Erreichen wichtiger Entwicklungsziele (z. B. Erwerben eines Schulabschlusses) erschweren.

1.2.3   Affektive Störungen

Komorbide affektive Störungen konnten v. a. für das späte Jugend- und frühe Erwachsenenalter nachgewiesen werden. Affektive Störungsbilder folgen meist mit einem Abstand von wenigen Jahren auf das Auftreten einer ADHS. Dafür verantwortlich scheinen die vielfältigen Probleme zu sein, welche mit einer ADHS einhergehen (z. B. Schulversagen, Beziehungsprobleme, häufige Konflikte mit den Eltern). Häufig erlebte Misserfolge können die Entwicklung eines gesunden Selbstbewusstseins verhindern und die Entwicklung depressiver Störungen fördern (Döpfner et al. 2000). Mit zunehmendem Alter können sich emotionale Labilität sowie starke und schnell aufeinanderfolgende Stimmungsschwankungen zeigen (Kohn u. Esser 2008).

Eine anhaltende Debatte findet sich in der Literatur ebenfalls über die Symptomüberschneidungen der jugendlichen bipolaren Störungen zur ADHS: So weisen etwa 57–100 % der Kinder mit einer jugendlichen bipolaren Depression komorbid eine ADHS auf (Kent u. Craddock 2003). Eine Differenzialdiagnose fällt hier besonders schwer, da beiden Störungen gesteigerte Impulsivität, Hyperaktivität und Unaufmerksamkeit gemein sind (Compton et al. 2006).

■ **Angststörungen**
Für das Erwachsenenalter wurden bisher für das zusätzliche Auftreten von Angststörungen Lebenszeitprävalenzen von ca. 50 % gefunden (Biederman 2005). Ursächlich hierfür scheinen über die Zeit hinweg entwickelte dysfunktionale Strategien zu sein, um angstbesetzte Situationen zu vermeiden. So können ein erhöhtes allgemeines Erregungsniveau und eine Tendenz zur Hyperfokussierung das Auftreten von Angststörungen begünstigen (Schmidt u. Petermann 2008).

■ **Persönlichkeitsstörungen**
Antisoziale Persönlichkeitsstörung Das Auftreten komorbider Persönlichkeitsstörungen betreffend scheint besonders die antisoziale Persönlichkeitsstörung eine große Rolle bei älteren Jugendlichen und jungen Erwachsenen zu spielen. Die Symptome äußern sich oft als aggressives Verhalten im Straßenverkehr in Verbindung mit rücksichtslosem Autofahren, Substanzmittel- und Alkoholmissbrauch sowie Delinquenz. Der Delinquenz scheint eine besondere Rolle zuzukommen, da sie vielfach in Studien als komorbide Problematik bei Betroffenen mit ADHS nachgewiesen werden konnte (Schmidt u. Petermann 2008).

Genauso wie bei der Entwicklung komorbiden Substanzmissbrauchs scheint das Vorhandensein einer zusätzlichen Störung des Sozialverhaltens im Kindes- oder Jugendalter einen bedeutenden Einfluss zu haben. So zeigten Koglin u. Petermann (2007), dass die Kombination aus ADHS und einer Störung des Sozialverhaltens das Risiko für die Entwicklung einer antisozialen Persönlichkeitsstörung erhöht.

Aus diesem Ergebnis lassen sich wichtige Rückschlüsse für die klinische Praxis herleiten: Da Persönlichkeitsstörungen für Betroffene mit großem und andauerndem Leiden sowie einer Minderung der Anpassungsfähigkeit und des Wohlbefindens einhergehen, ist es v. a. wichtig, diese frühzeitig zu erkennen und – wenn möglich – deren Ausbildung zu verhindern.

> ❯ Auf Patienten mit komorbider Störung des Sozialverhaltens ist ein besonderer Augenmerk zu richten, damit durch frühzeitige Interventionen der Ausbildung einer antisozialen Persönlichkeitsstörung entgegengewirkt werden kann.

Borderline-Persönlichkeitsstörung Miller et al. (2007) konnten einen deutlichen Zusammenhang zwischen ADHS und der Entwicklung einer Borderline-Persönlichkeitsstörung feststellen. Aufgrund der großen Über-

schneidung der Symptomkriterien eröffnen sich hier große diagnostische Schwierigkeiten. Im klinischen Alltag sollte also die zusätzliche Entwicklung einer Borderline-Persönlichkeitsstörung mit besonderer Sorgfalt eruiert werden.

■ **Lernstörungen**
Es zeigte sich, dass schulische Probleme bei Jugendlichen weniger als Folge funktionaler Beeinträchtigung durch die Symptome einer ADHS auftreten, sondern vielmehr auf komorbid existierende umschriebene Lernstörungen zurückzuführen sind (Harrison et al. 2011). Laut Döpfner et al. (2008a) gehen umschriebene Lernstörungen bei etwa 10–25 % der Patienten mit einer ADHS einher.

1.2.4 Weitere Beeinträchtigungen

Jugendliche mit ADHS erleben häufig aufgrund der situationsübergreifend vorherrschenden Symptomatik sowie den oftmals vorhandenen komorbiden Störungen zahlreiche Beeinträchtigungen in ihrem Alltag. Diese äußern sich in vielfältiger Art und Weise und erstrecken sich über verschiedene Funktionsbereiche.

> ❯ Ausgeprägte Symptome der Hyperaktivität und Impulsivität stehen v. a. in Verbindung mit sozialen Problemen, Symptome der Unaufmerksamkeit mit internalisierenden Problemen (z. B. schlechte schulische Leistungen, geringes Selbstbewusstsein).

Die für das Jugendalter relevantesten Problematiken werden im Weiteren kurz skizziert.

■ **Konflikte in der Beziehung zu Gleichaltrigen und in der Familie**
Diese werden im Jugendalter besonders offensichtlich, da Jugendliche mehr Zeit außerhalb der Familie verbringen und die Beziehungen zu Gleichaltrigen neue Wichtigkeit erlangen (Wolraich et al. 2005). Häufig erleben sich die Jugendlichen selbst als „anders" und bekommen zudem, z. B. aufgrund impulsiven oder unruhigen Verhaltens, negative Rückmeldungen von Gleichaltrigen (Neuhaus 2005). Sie haben meist wenige enge Freunde und können Freundschaften schwer aufrechterhalten (Barkley et al. 2006).

Durch die Akzentuierung oppositioneller Verhaltensweisen, aber auch durch ein chaotisches Planungsverhalten, Ungeduld, Unruhe, Unstetigkeit, eine geringe Frustrationstoleranz, unüberlegtes Handeln sind Beziehungen zwischen Eltern und Jugendlichen mit ADHS häufig von gegenseitigem Unverständnis bis hin zu Feindseligkeiten geprägt (Neuhaus 2005).

■ Defizite in akademischen Leistungen und Schulprobleme

Im Kontext Schule zeigt sich häufig eine Symptomverstärkung, störungsspezifische Verhaltensweisen und Einschränkungen, wie Unaufmerksamkeit, Ablenkbarkeit, Planlosigkeit, Vergesslichkeit, unstrukturiertes Arbeitsverhalten, werden besonders deutlich. Die Jugendlichen erbringen häufiger akademische Minderleistungen (Underachievement), haben somit einen niedrigeren Schulerfolg, zeigen eine höhere Anzahl an Klassenwiederholungen, Schulverweisen und -ausschlüssen, haben deutlich mehr Fehltage und eine bis zu dreimal höhere Schulabbrecherrate als gesunde Vergleichspersonen. Weiterhin liegen die Ergebnisse in standardisierten Schulleistungstests meist unter denen von gesunden Gleichaltrigen.

Bei der Arbeit erfahren Jugendliche mit ADHS mehr Kündigungen, erreichen eine geringere berufliche Stellung, sind von höherer Arbeitslosigkeit betroffen und ihre Leistung wird von Kollegen schlechter eingeschätzt, als dies bei gesunden Mitarbeitern der Fall ist (Barbaresi et al. 2007; Barkley et al. 1990; Barkley et al. 2006; Bussing et al. 2010).

■ Beeinträchtigung der Lebensqualität

Diese geht meist mit psychischen Erkrankungen einher (Mattejat et al. 2003). Dies gilt auch für Jugendliche mit ADHS, die vielfach eine niedrigere Lebensqualität aufwiesen als gesunde Gleichaltrige (Hampel u. Desman 2006).

■ Delinquenz

Für Jugendliche mit ADHS konnten darüber hinaus mehr und häufigere Gesetzesverstöße festgestellt werden (Rösler u. Retz 2006).

■ Risikoreicheres Sexualverhalten

ADHS in der Kindheit erwies sich als wichtiger Prädiktor für frühe sexuelle Aktivität und Sexualverkehr, eine höhere Anzahl an Sexualpartnern, mehr Gelegenheitssex und mehr Schwangerschaften bei den Partnerinnen (Flory et al. 2006). Es zeigten sich mehr sexuell übertragene Krankheiten im Allgemeinen sowie HIV-Infizierungen (Barkley et al. 2006).

1.3   Ätiologie

Zu den Ursachen der ADHS gibt es eine Vielzahl Theorien. Untersucht wurden beispielsweise der Einfluss genetischer Faktoren, prä-, peri- und postnataler Komplikationen, neurobiologischer Prozesse und psychosozialer Bedingungen.

1.3.1   Genetische Faktoren

Die postulierten Theorien stimmen weitgehend darin überein, dass genetische Faktoren den größten Einfluss auf die Entwicklung einer ADHS haben. Hierbei wird von einer Dysfunktion des Neurotransmitterstoffwechsels ausgegangen (s. u.).

Faraone et al. (2006) konnten in ihrer Metaanalyse über 20 Zwillingsstudien eine Erblichkeit von 76 % feststellen. „Damit gehört ADHS zu [den] am meisten von genetischen Faktoren beeinflussten psychischen Störungen des Kindes- und Jugendalters" (Döpfner et al. 2008a, S. 262).

Es gibt allerdings bisher kaum Hinweise auf spezielle störungsspezifische Chromosomenstrukturen. Die aktuelle Forschungslage zu diesem Thema deutet darauf hin, dass verschiedene Gene bei der Entstehung einer ADHS zusammenspielen (Linderkamp et al. 2011).

1.3.2   Neurobiologische Prozesse

Dysfunktion des Neurotransmitterstoffwechsels Hier wird v. a. eine Störung des dopaminergen, noradrenergen oder serotonergen Transportersystems vermutet. Die Regulationsstörungen der Transportersysteme entstehen wahrscheinlich durch eine Dysfunktion des Katecholaminstoffwechsels im Frontallappen. Im Vergleich zu gesunden Kindern lässt sich bei Kindern mit ADHS eine Veränderung des Volumens im präfrontalen Kortex, der Basalganglien, des motorischen Kortex sowie des Zerebellums nachweisen (Linderkamp et al. 2011). Außerdem konnten Krauel et al. (2010) zeigen, dass die Symptomschwere von ADHS-Patienten bei einer transkraniellen Sonografie mit dem Echosignal der Substantia nigra korreliert, welche ein dopaminerges Kerngebiet darstellt. Derartige Veränderungen deuten auf eine vermehrte Vulnerabilität des nigrostriatalen dopaminergen Systems bei ADHS-Patienten hin.

Schädigungen des Zentralnervensystems Daneben wurden jahrelang Schädigungen des Zentralnervensystems durch Komplikationen vor, während oder nach der Geburt für die Ausbildung einer ADHS verantwortlich gemacht. Mittlerweile konnten jedoch viele Studien diese Annahmen widerlegen. Es zeigte sich allerdings, dass verschiedene Noxen (z. B. Nikotin- oder Alkoholkonsum während der Schwangerschaft) sowie geringes Geburtsgewicht und postnatale Hirnschädigungen mit einem erhöhten Risiko einhergehen, an ADHS zu erkranken (Döpfner et al. 2008a).

1.3.3 Psychosoziale Bedingungen

Weiterhin haben psychosoziale Bedingungen einen bedeutsamen Einfluss auf das Störungsbild einer ADHS. Besonders ein geringer sozio-ökonomischer Status, chronischer Familien- bzw. Partnerstreit, elterliche Psychopathologie (insbesondere affektive Störungen der Mutter), ein inkonsequenter oder sehr rigider Erziehungsstil und überbelegte Wohnungen beeinflussen den Schweregrad der ADHS-Symptomatik sowie den längerfristigen Verlauf und die Komorbiditäten mit anderen Störungsbildern.

1.3.4 Integrative Modelle

Die Entstehung einer ADHS lässt sich zum heutigen Zeitpunkt am präzisesten durch sog. integrative Modelle erklären, welche die bisherigen empirischen Befunde zu möglichen Einflussfaktoren integrieren und in Zusammenhang stellen. In einem solchen Modell wird wie bei einem Diathese-Stress-Modell angenommen, „dass zu neuropsychologischen und psychophysiologischen Grundrisiken verschiedene soziale Rahmenbedingungen und Lernerfahrungen hinzukommen müssen, damit sich das Störungsbild [einer ADHS] manifestiert" (Spröber u. Grieb 2012, S. 67) und bestehen bleibt.

- **Kognitiv-verhaltensorientiertes Modell der Funktionsstörungen bei ADHS**

In dem kognitiv-verhaltensorientierten Modell der Funktionsstörungen bei ADHS (Safren et al. 2009; ◘ Abb. 1.1) werden beispielsweise neuropsychiatrische Beeinträchtigungen als Basis postuliert, welche sich in der Kindheit durch die Kernsymptome einer ADHS äußern: Aufmerksamkeitsstörung, Hyperaktivität und Impulsivität. Aufgrund dieser neuropsychiatrischen Beeinträchtigungen wird die Ausbildung bzw. das Erlernen von effektiven Copingstrategien (z. B. Organisieren, Planen, Belohnungsaufschub) verhindert. Es folgen anhaltende Leistungsbeeinträchtigungen, die mit wiederholtem Erleben von Misserfolgen und sozialen Problemen einhergehen. Aufgrund stetiger Misserfolgserlebnisse und den zusätzlich vorhandenen sozialen Problemen entstehen bei ADHS-Betroffenen negative dysfunktionale Gedanken und Überzeugungen (z. B. geringes Selbstbewusstsein, negative Selbstsicht), welche wiederum in negativen Emotionen resultieren können. All diese beschriebenen Faktoren tragen zu einer Verschärfung der Symptomatik, einer Aufrechterhaltung des Störungsbildes und funktionellen Beeinträchtigungen bei (Safren et al. 2009). Das Modell postuliert eine sich selbst aufrechterhaltende und verstär-

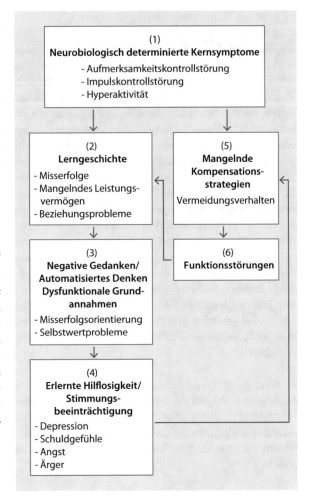

◘ **Abb. 1.1** Kognitiv-verhaltensorientiertes Modell der Funktionsstörungen bei ADHS (aus: Safren et al. 2009, Abb. 1, S. 13)

kend wirkende Schleife, die von Betroffenen mit ADHS nur schwer durchbrochen werden kann.

- **Exkurs: Mythos oder Wahrheit**

Um ein tragfähiges Behandlungskonzept in der Praxis schaffen zu können, ist ein erster wesentlicher Schritt, dass Patient/Bezugspersonen und Behandler gemeinsam ein Erklärungs- und Aufrechterhaltungsmodell für ADHS entwickeln und daraus Veränderungsmöglichkeiten ableiten. Das integrative Modell (s. o.) bildet dazu eine gute Grundlage: Anhand der individuellen Lebens- und Entwicklungsgeschichte können Schwerpunkte für Veränderungen herausgearbeitet bzw. Einschränkungen berücksichtigt werden (z. B. das hauptsächlich betreuende Elternteil weist selbst Symptome von ADHS auf [s. Vererbung], eine Einbeziehung in den Alltagstransfer der Therapieinhalte des Jugendlichen kann dadurch erschwert werden). Im klinischen Alltag werden Fachpersonen häufig

1

mit weiteren Annahmen über die Ursachen für die Entstehung von ADHS konfrontiert. Als Ursachen für ADHS werden z. B. oft genannt:

- Zu viel Medienkonsum
- Zu wenig Bewegung
- „Falscher" Freundeskreis
- Bedingungen in der Schule/Verhalten der Lehrkraft
- Ungünstige Erziehungspraktiken
- Faulheit
- Ungesunde Ernährung

Diese Faktoren sollten in ihrer Ausprägung genau erfragt werden. Sie können eine Exazerbation der Symptomatik begünstigen, sind aber nicht als grundlegend ursächlich für die Entstehung anzusehen. Liegen diese Faktoren jedoch vor, so sollten sie ebenfalls in eine Behandlung einbezogen werden.

1.4   Diagnostik

Beim diagnostischen Prozess zur Vergabe oder zum Ausschluss einer ADHS-Diagnose handelt es sich um ein mehrstufiges Verfahren. Dieses Vorgehen wird zusammenfassend in folgender Übersicht dargestellt und nachfolgend erläutert.

Diagnostischer Prozess zur Vergabe bzw. dem Ausschluss einer ADHS-Diagnose

1. **Exploration des Jugendlichen, der Eltern und Lehrer/Ausbilder:**
   - Vorliegen der Kernsymptome
   - Abklärung von Komorbiditäten und Differenzialdiagnosen
   - Familiäre und medizinische Anamnese (auch Sichtung von Vorbefunden)
   - Erfassung zusätzlicher emotionaler und Verhaltensprobleme anhand strukturierter Interviews/ standardisierter Fragebogen
2. **Verhaltensbeobachtung des Jugendlichen:**
   - Freie Verhaltensbeobachtung in der Untersuchungssituation
   - optionaler Einsatz von Arbeitsproben
3. **Sichtung von Schul- bzw. Arbeitszeugnissen**
4. **Verwendung von störungsspezifischen Fragebogenverfahren:**
   - Erfassung der Symptome im Selbst- und Fremdurteil
5. **Intelligenzmessung zum Ausschluss alternativer Erklärungsmöglichkeiten**
6. **Körperliche und neurologische Untersuchung**

1.4.1   Exploration und Anamnese

Im Zentrum einer störungsspezifischen klinischen Diagnostik steht die Exploration des Jugendlichen, seiner Eltern/Bezugspersonen und ggf. Lehrer/Ausbilder (diese meist durch telefonische Kontakte), durch welche das Vorhandensein der Kernsymptome einer ADHS (Aufmerksamkeitsstörung, Hyperaktivität und Impulsivität) abgeklärt wird. Hilfreiche Fragen zur Erfassung der Symptome im Verlauf der Entwicklung sind in folgendem Fragenkatalog dargestellt.

Hilfreiche Fragen zur Erfassung der Symptomatik bei ADHS im Entwicklungsverlauf an die Bezugspersonen

- **Kindergarten-/Vorschulalter:**
  - War ihr Kind „immer auf Achse", motorisch unruhig?
  - Hatte ihr Kind viele Unfälle (z. B. beim Klettern)?
  - Hat Ihr Kind Spiele gemieden, die Ausdauer verlangt haben (z. B. Puzzle)? Hat es häufig Spiele gewechselt?
  - Hat Ihr Kind risikoreiches Verhalten gezeigt (z. B. im Straßenverkehr)?
- **Grundschulalter** (für dieses Alter passen die Symptomkriterien des ICD-10 gut):
  - Hatte Ihr Kind Probleme, sich in der Schule zu konzentrieren, war ablenkbar?
  - War Ihr Kind vergesslich?
  - Hat Ihr Kind viele Flüchtigkeitsfehler gemacht?
  - War Ihr Kind ungeduldig?
  - War Ihr Kind motorisch unruhig, zappelig?
  - Hatte Ihr Kind Probleme, abzuwarten, Bedürfnisse aufzuschieben?
  - Hatte ihr Kind Probleme mit Gleichaltrigen, mit Bezugspersonen?
  - Hat Ihr Kind sehr unstrukturiert gearbeitet, z. B. bei Hausaufgaben?
- **Jugendalter:**
  - Wirkt Ihr Kind unruhig, ungeduldig, meist angespannt?
  - Wirkt Ihr Kind chaotisch, unstrukturiert, planlos im Alltag?
  - Vergisst es viel?
  - Reagiert Ihr Kind oft impulsiv, unbedacht?
  - Zeigt es risikoreiches Verhalten?
  - Führt Ihr Kind Aufgaben nicht zu Ende, wechselt häufig Aktivitäten/Freizeitbeschäftigungen?

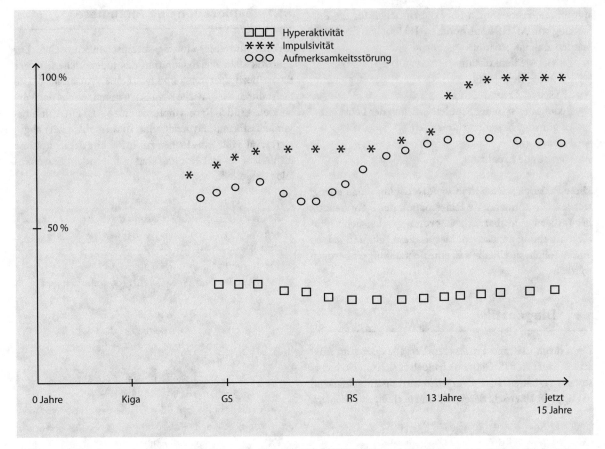

◘ Abb. 1.2 Symptom-Life-Chart zur Veranschaulichung der Ausprägung der ADHS-Symptome im Entwicklungsverlauf (Kiga = Kindergarten, GS = Grundschule, RS = Realschule)

Zusätzlich werden Komorbiditäten und Differenzialdiagnosen eruiert. Es wird eine medizinische und familiäre Anamnese durchgeführt, welche die Entwicklung des Jugendlichen, die Häufigkeit, Stärke und situative Variabilität der Symptomatik sowie vergangene Bewältigungsversuche erfasst.

❯ Es ist empfehlenswert, mehrdimensionale Verfahren einzusetzen, um die Hauptsymptome verschiedener Störungsbilder standardisiert zu erfassen und Begleitsymptome korrekt einzuordnen.

Für das Jugendalter kann hierzu sowohl das „Diagnostische Interview bei psychischen Störungen im Kinder- und Jugendalter (Kinder-DIPS)" von Unnewehr et al. (1995) wie auch das „Kiddie-Schedule for Affective Disorders and Schizophrenia – Present and Lifetime Version (K-SADA-PL)" von Delmo et al. (2000) eingesetzt werden. Beide Verfahren zielen auf den Altersbereich zwischen 6 und 18 Jahren ab, die Interviews können/sollen sowohl mit dem Jugendlichen wie auch mit den Eltern/Bezugspersonen durchgeführt werden. Darüber hinaus können

standardisierte Fragebogen eingesetzt werden, die die Bandbreite der Verhaltensauffälligkeiten und emotionalen Auffälligkeiten erfassen. Besonders eignen sich hierfür die vielfach verwendeten Fragebogen der deutschen Fassung der Child Behavior Checklist (Arbeitsgruppe Deutsche Child Behavior Checklist, 1998 a–c), welche einen Elternfragebogen (CBCL/4-18), einen Fragebogen für Jugendliche (YSR/11–18) und einen Lehrerfragebogen (TRF) beinhaltet.

Um auszuschließen, dass andere Ursachen (z. B. Unruhe, Unaufmerksamkeit aufgrund von Mobbingerfahrungen in der Schule, Trennung der Eltern) oder andere Verhaltensauffälligkeiten für das Auftreten der Symptomatik verantwortlich sind, hat es sich in der klinischen Praxis als hilfreich erwiesen, die Ausprägung der Symptomatik in Abhängigkeit von Lebensereignissen in Form eines „**Symptom-Life-Charts**" zu prüfen. In ◘ Abb. 1.2 ist ein solches Beispiel aufgeführt, das sowohl mit den Jugendlichen als auch mit den Eltern/Bezugspersonen durchgeführt werden kann. Gleichzeitig ist es möglich, dieses Schaubild im Therapieverlauf zur Veranschaulichung der Symptomveränderungen heranzuziehen.

1

1.4.2 Verhaltensbeobachtung und Arbeitsproben

Während der gesamten Exploration und ergänzenden zusätzlichen Untersuchungen wird das Verhalten des Jugendlichen beobachtet, um einen klinischen Eindruck über die berichteten Symptomausprägungen zu erhalten. Die Verhaltensbeobachtung kann durch sog. Arbeitsproben unterstützt werden. Als Arbeitsprobe dienen alle Aufgaben (auch spielerische), in denen der Jugendliche sich konzentriert oder strukturiert und überlegt verhalten muss. Folgende Übersicht enthält Beispiele für mögliche Arbeitsproben.

Beispiele für Arbeitsproben zur Unterstützung der Verhaltensbeobachtung im Rahmen der ADHS-Diagnostik

▬ **Schulaufgaben mitbringen lassen:** Der Jugendliche soll verdeutlichen, wie er bei den Aufgaben vorgeht. Der Diagnostiker hält sich zurück, beobachtet, bittet den Jugendlichen jedoch „laut zu denken", damit er dessen Vorgehen besser nachvollziehen kann:
   – Hat der Jugendliche einen Plan?
   – Geht er systematisch, strukturiert vor?
   – Überprüft er seine Ergebnisse?
▬ **Sichtung von Schulheften:**
   – Wie genau arbeitet der Jugendliche?
   – Sind viele Flüchtigkeitsfehler enthalten?
   – Sind die Unterlagen sorgfältig geführt?
▬ **Einsatz von Strategiespielen** (z. B. Rush Hour von Thinkfun; SET von Ravensburger; River Crossing von Thinkfun):
   – Hat der Jugendliche einen Plan?
   – Geht er systematisch, strukturiert vor?
   – Wie ist seine Frustrationstoleranz?
▬ **Einsatz von Konzentrations- und Aufmerksamkeitsspielen** (z. B. Halli Galli von Amigo; Speed von Adlung; Geräusche-Memory):
   – Kann sich der Jugendliche konzentrieren?
   – Hält er die Aufmerksamkeit?
   – Kann er Impulse unterdrücken?

1.4.3 Sichtung von Schul- bzw. Arbeitszeugnissen

Eine weitere wichtige Quelle zur Einschätzung der Symptomatik stellen Schul- oder Arbeitszeugnisse dar. Die hier enthaltenen Informationen sind im diagnostischen Prozess deshalb so hilfreich, weil sie Verhaltensbeobachtungen in Leistungs- bzw. sozialen Situationen enthalten, die von ei-

ner von den Eltern/Bezugspersonen/dem Jugendlichen unabhängigen Informationsquelle erstellt wurden. Typische Beschreibungen in Schulzeugnissen oder Arbeitszeugnissen, die auf das Vorliegen einer ADHS hinweisen können sind in folgender Liste beispielhaft wiedergegeben.

Beispiele für Formulierungen aus Schul- oder Arbeitszeugnissen, die einen Hinweis auf ADHS-Symptome geben

▬ **Schulzeugnisse:**
   – Verhalten:
      – „Seine Schulsachen hielt er nicht immer in Ordnung."
      – „Es gelang ihm nicht immer, alle notwendigen Arbeitsmaterialien dabei zu haben."
      – „… wirkte sie oft unruhig."
      – „Es gelang ihr nicht immer, rücksichtsvoll mit Mitschülern umzugehen."
      – „Er sollte sich mehr auf den Unterricht, weniger auf Nebengespräche mit den Mitschülern konzentrieren."
      – „Bei Misserfolgen gab sie schnell auf."
   – Arbeiten:
      – „Sie ließ sich leicht ablenken."
      – „… sollte er mit mehr Ausdauer und Konzentration arbeiten."
      – „… arbeitet sie eifrig mit. Es fiel ihr jedoch schwer, abzuwarten, bis sie aufgerufen wird."
      – „Schriftliche Aufgaben erledigte er nicht immer mit der notwendigen Sorgfalt."
      – „Die Hausaufgaben sollten noch zuverlässiger erledigt werden."
   – Lernen:
      – „Bei einer besseren Konzentration wären bessere Leistungen möglich."
      – „… lernte sie wechselhaft."
▬ **Arbeitszeugnisse:**
   – „Sie bemühte sich, ihre Aufgaben strukturiert zu organisieren."
   – „… reagierte flexibel auf neue Situationen und traf rasch Entscheidungen."
   – „… konnte sie ihre Sorgfalt in der Erledigung der ihr übertragenen Aufgaben verbessern."
   – „Zeigte er Begeisterung für neue Aufgabengebiete."

1.4.4 Störungsspezifische Fragebogenverfahren

Zusätzlich zur mündlichen Exploration des Betroffenen und seines Umfelds sowie der Sichtung von Zeugnissen werden störungsspezifische Fragebogen oder Checklisten verwendet. Im deutschen Sprachraum gibt es verschiedene evaluierte und normierte Instrumente, die im Jugendalter bzw. im jungen Erwachsenenalter genutzt werden können; zwei davon zeigt folgende Übersicht.

Beispiele für störungsspezifische Instrumente zur Erfassung der ADHS-Symptomatik im Jugendalter

- **Symptomchecklisten aus dem Diagnostik-System für psychische Störungen im Kindes- und Jugendalter nach DSM-IV und ICD-10 – II** (DISYPS-II; Döpfner et al. 2008b)[a]: Selbst- und Fremdbeurteilungsbogen für hyperkinetische Störungen (SBB-HKS und FBB-HKS):
  - Altersbereich: SBB-HKS: 11–18 Jahre/FBB-HKS: gesamtes Kindes- und Jugendalter
  - Testumfang: SBB-HKS: 26 Items/FBB-HKS: 35 Items
  - Beurteilung durch: SBB-HKS: Patienten/FBB-HKS: Eltern, Lehrer, Ausbilder
  - Diagnostische Zielsetzung: Bei beiden Fragebogen: Erfassung von ADHS-Kernsymptomen nach ICD-10 und DSM-IV (Symptomstärke), Gesamtauffälligkeit; SBB-HKS zusätzlich: Erfassung von Ausdauer, Aufmerksamkeit, Reflexivität/FBB-HKS zusätzlich: Kompetenzskala
- **Homburger ADHS-Skalen für Erwachsene** (Rösler et al. 2008):
  - Altersbereich: ab 18 Jahren
  - Testumfang: besteht aus 4 Einzelverfahren:
    1. Wender-Utah-Rating-Scale (WURS-K) zur reotrospektiven Diagnostik kindlicher ADHS-Symptome
    2. ADHS-Selbstbeurteilungsskala (ADHS-SB) zur Erfassung der diagnostischen Kriterien nach ICD-10 Forschungsversion/DSM-IV
    3. ADHS-Diagnosecheckliste (ADHS-DC) zur Erfassung des Vorhandenseins der Symptome
    4. Wender-Reimherr-Interview (WRI) zur strukturierten Erfassung von 28 psychopathologischen Merkmalen in Interviewform
  - Beurteilung durch: Patienten
  - Diagnostische Zielsetzung: ADHS-Kernsymptome nach DSM-IV (Screening und Schweregradbeurteilung der Symptomstärke), komorbide Verhaltens- und Entwicklungsprobleme

[a] Für eine ausführlichere Übersicht s. Döpfner et al. (2006).

1.4.5 Testpsychologische Verfahren

Um alternative Erklärungsmöglichkeiten für vorhandene Konzentrations-, Schul oder Verhaltensprobleme ausschließen zu können, wird üblicherweise die allgemeine kognitive Leistungsfähigkeit des Jugendlichen erfasst. Dies dient speziell zum Ausschluss einer unpassenden Beschulung durch eine möglichen Lernschwäche, geistige Behinderung oder Hochbegabung.

Hierfür werden testpsychologische Verfahren, wie der Hamburg-Wechsler-Intelligenztest für Kinder (WISC-IV bzw. HAWIK-IV, Altersbereich: 6–16, 11 Jahre; Petermann u. Petermann 2007) oder der Wechsler-Intelligenztest für Erwachsene (WIE, Altersbereich: 16–89 Jahre; Aster et al. 2006), eingesetzt, die jeweils die allgemeine kognitive Leistungsfähigkeit und zusätzlich Fähigkeiten in den Bereichen logisches Denken, Arbeitsgeschwindigkeit, Arbeitsgedächtnis und Sprachverständnis erfassen.

1.4.6 Körperliche und neurologische Untersuchung

Abschließend kann es v. a. in Hinblick auf eine spätere pharmakologische Behandlung notwendig sein, eine körperliche und neurologische Untersuchung zu veranlassen (Döpfner u. Lehmkuhl 2002).

> ❯ Es ist wichtig, dass der Behandler alle gewonnenen Informationen anhand der verschiedenen Verfahren erhebt und zu einem diagnostischen Urteil zusammenführt. Eine Betrachtung von einzelnen Aspekten ist nicht ausreichend.

1.5 Behandlung von ADHS bei Jugendlichen

Wie bereits in ▶ Abschn. 1.3 beschrieben, tragen viele Faktoren zur Entstehung und Aufrechterhaltung einer ADHS bei. Diese verschiedenen Einflussfaktoren eröffnen unterschiedliche therapeutische Ansatzpunkte zur Behandlung des Störungsbildes. Da sich das Störungsbild außerdem als äußerst komplex erweist, sind multimodale Therapieansätze notwendig.

1.5.1 Interventionsformen

Die American Academy of Child and Adolescent Psychiatry (AACAP) formulierte im Jahr 2007 einen internationalen Behandlungsstandard für ADHS, welcher „per Bausteinprinzip gemäß individuellem Bedarf verschiedene

◘ Tab. 1.2 Überblick über Interventionsformen bei ADHS

Interventions-modus	Intervention
Patientenzentriert	– Psychoedukation des Patienten – Kognitiv-verhaltensorientierte Therapie – Pharmakotherapie – Neuropsychologische Trainings – Neurofeedback
Eltern- und familienzentriert	– Psychoedukation der Eltern – Elterntraining/-beratung – Interventionen in der Familie
Schulzentriert	– Psychoedukation der Lehrer – Interventionen in der Schule

therapeutische Methoden miteinander kombiniert" (Linderkamp et al. 2011, S. 42). Folgende Interventionsformen werden vorgeschlagen (◘ Tab. 1.2):

- Psychoedukation des ADHS-Betroffenen und seiner Bezugspersonen
- Pharmakotherapie bei hyperaktiv-impulsiver Symptomausprägung
- kognitiv-verhaltensorientierte Trainings mit dem Jugendlichen
- Interventionen in der Familie und Schule
- ergänzende Eltern- und Lehrerberatung
- Neurofeedback

Um eventuell existierende komorbide Störungsbilder oder Verhaltensprobleme ausreichend zu behandeln, werden weiterhin soziales Kompetenztraining, Gruppenpsychotherapie und zusätzliche Pharmakotherapie empfohlen.

In den meisten Fällen werden die aufgeführten Interventionen im ambulanten Setting durchgeführt. Besonders bei schwer ausgeprägter Symptomatik und begleitenden psychosozialen Beeinträchtigungen ist allerdings eine stationäre oder teilstationäre Form der Therapie indiziert.

1.5.2 Behandlungsplan

Jeder Behandlungsplan sollte auf den einzelnen Patienten individuell angepasst werden und in regelmäßigen Abständen auf dessen Wirksamkeit überprüft werden (AACAP 2007). Die wichtigste Aufgabe einer ADHS-Therapie ist es, dass Betroffene den bestmöglichen Umgang mit den vorhandenen Symptomen erlernen und die damit einhergehenden Herausforderungen im Alltag meistern können.

❯ Alle Interventionen sollten darauf ausgelegt sein, dass die Jugendlichen überdauernde Fertigkeiten erlernen, um die Folgen und Beeinträchtigungen

durch ihr Störungsbild lebenslang bewältigen zu können.

Im Folgenden werden die beiden für diese Untersuchung zentralen Therapieformen beschrieben: Pharmakotherapie und störungsspezifische Psychotherapie.

1.5.3 Pharmakotherapie

Die Behandlung mit Medikamenten (Psychopharmakotherapie) in Kombination mit psychosozialen Interventionen ist die Maßnahme erster Wahl (Brown 2002). Derzeit sind in Deutschland zur medikamentösen Behandlung von ADHS bei Jugendlichen die beiden Wirkstoffe Methylphenidat und Atomoxetin zugelassen. Beide Wirkstoffe haben sich in zahlreichen kontrollierten Placebo-Studien für Kinder, Jugendliche und Erwachsene als wirksam erwiesen (Banaschewski et al. 2008a, b; Charach et al. 2004; Durell et al. 2010; Jensen et al. 2007; Kordon u. Hofecker Fallahpour 2006; Newcorn et al. 2008).

▪ Methylphenidat
Am häufigsten ist der Einsatz von Stimulanzien in Form von Methylphenidatpräparaten (Baud et al. 2007), die in Deutschland dem Betäubungsmittelgesetz unterliegen. Diese wirken als Dopamin-Wiederaufnahme-Hemmer (Kordon u. Hofecker Fallahpour 2006). Erhältlich sind Präparate mit schneller Freisetzung (Wirkungsdauer 3–4 Stunden) sowie retardierte Präparate (Wirkungsdauer 8–12 Stunden). Die Produktwahl und die Dosierung orientieren sich an den individuellen Bedürfnissen, um konkrete Symptome zu bestimmten Tagesabschnitten zu mildern (Schmeck et al. 2008).

Bei etwa 5 % der Patienten muss die Psychostimulanzienbehandlung wegen nicht tolerierbarer Nebenwirkungen abgebrochen werden (Lauth et al. 2007). Am häufigsten treten Veränderungen des Appetits bzw. Appetitverlust, Schlafstörungen, Kopf- und Magenschmerzen sowie eine Beeinträchtigung der Stimmung auf. Seltener werden eine vorübergehend erhöhte Herzrate, Apathie und Ticstörungen beobachtet (AACAP 2007; Charach et al. 2004; Lauth et al. 2007; Schmeck et al. 2008).

▪ Atomoxetin
Die erste Nicht-Stimulanzien-Medikation, die im Jahre 2004 als Langzeitpräparat für die Behandlung von ADHS bei Kindern und Jugendlichen zugelassen wurde, ist Atomoxetin. Es ist nach Methylphenidat die Medikation zweiter Wahl. Es wirkt als selektiver Noradrenalin-Wiederaufnahme-Hemmer indirekt auch auf das dopaminerge System (Kordon u. Hofecker Fallahpour 2006). Die Wirkungsdauer beträgt bis zu 12 Stunden, wobei maximale Ef-

fekte erst nach etwa 4–8 Wochen eintreten (AACAP 2007; Banaschewski et al. 2008 a, b; Lauth et al. 2007).

Im Gegensatz zu Methylphenidat besitzt Atomoxetin kein Missbrauchs- oder Abhängigkeitspotenzial und unterliegt nicht dem Betäubungsmittelgesetz. Insgesamt ist die Verträglichkeit gut. Die Auswirkungen auf den Appetit sowie auf den Schlaf sind vermutlich geringer ausgeprägt als bei Stimulanzienpräparaten. Allerdings können häufiger Übelkeit und Müdigkeit auftreten (AACAP 2007; Banaschewski et al. 2008) und suizidales, aggressives oder feindseliges Verhalten kann begünstigt werden (BfArM 2005).

■ **Responseraten**
Die Responseraten sind mit etwa 70 % für beide Wirkstoffe vergleichbar (Kordon u. Hofecker Fallahpour 2006; Newcorn et al. 2008). Bei etwa 15–25 % der Patienten zeigen diese Wirkstoffe jedoch keine Wirkung (sog. Non-Responder). Zusätzlich brechen ca. 5 % die Behandlung aufgrund der Nebenwirkungen ab (Lauth et al. 2007).

■ **Abbruchraten**
Jugendliche mit ADHS haben oftmals eine negative Einstellung gegenüber der medikamentösen Behandlung und brechen sie daher häufig ab. Eine Längsschnittstudie bei Kindern (6–12 Jahre) mit medikamentös behandelter ADHS identifizierte nach einem Erhebungszeitraum über 3 Jahre u. a. das Alter als signifikanten Einflussfaktor für das Beibehalten der Medikamenteneinnahme. So hatte fast die Hälfte der Probanden nach 3 Jahren die Stimulanzientherapie abgebrochen (Thiruchelvam et al. 2001).

1.5.4 Psychotherapeutische Ansätze

Störungsspezifische psychotherapeutische Ansätze werden in verschiedenen Formen angewendet: Es existieren beispielsweise Einzel- und Gruppentherapien (patientenzentriert), Familieninterventionen, Elterntrainings und Interventionen in der Schule (◘ Tab. 1.2). Hierbei beruhen die Interventionen, welche die besten Wirksamkeitsnachweise bringen, auf verhaltenstherapeutischen Prinzipien (Bundesärztekammer 2005).

■ **Verhaltenstherapie**
Die häufigsten Inhalte aktueller Verhaltenstherapien sind (Schmeck et al. 2008):
— Identifikation spezifischer Probleme
— Analyse positiver und negativer Auswirkungen von Problemen
— Entwicklung von Regeln zur Förderung der Kommunikation zwischen Eltern und Kindern bzw. Jugendlichen

— Umwandlung negativer Beziehungs- und Verhaltensspiralen in neue positive Verhaltensmodalitäten
— Bereitstellung geeigneter Verstärkungen

Um die genannten Inhalte zu verwirklichen, stützen sich verhaltenstherapeutische Behandlungsformen vorwiegend auf operante Techniken, wie Kontingenzmanagement, sowie kognitive Methoden, welche z. B. Selbstverstärkung oder Problemlösungstraining beinhalten.

Die meisten kognitiv-verhaltenstherapeutisch orientierten Programme haben das Ziel, die Fähigkeiten eines Patienten zur Selbstorganisation in unterschiedlichen Lebensbereichen zu fördern und zu verbessern.

■ **Evaluation psychotherapeutischer Interventionen**
Bis zum heutigen Zeitpunkt liegt nur eine geringe Anzahl an Evaluationsstudien zur Anwendung von Psychotherapieprogrammen vor. Die bisher vorhandenen Therapiestudien weisen außerdem häufig unzureichende Kontrollbedingungen auf, besitzen erhebliche Mängel bei der Kontrolle wichtiger Therapieparameter (z. B. Medikation oder Komorbiditäten) und verwenden keine einheitlichen Outcome-Maße. Zusätzlich liegen nur wenige Studien vor, die tatsächlich randomisiert und kontrolliert durchgeführt wurden (Kohn u. Esser 2008).

Über eine störungsspezifische psychotherapeutische Behandlung speziell für Jugendliche mit einer ADHS gibt es bislang kaum Erkenntnisse. Die aktuell vorliegenden Studien, die sich auf Probanden im Jugendalter beziehen, betrachten hauptsächlich die Effektivität medikamentöser Therapien; psychosoziale Behandlungsformen werden hingegen kaum beschrieben (Spröber et al. 2010). Dies ist allerdings problematisch, da – wie oben beschrieben – viele Patienten auf medikamentöse Behandlung nicht ansprechen oder diese aufgrund von Nebenwirkungen abbrechen.

In einer Metaanalyse fassten Smith et al. (2000) sechs englischsprachige Studien zur Untersuchung der Wirksamkeit psychosozialer Interventionen (zwei Einzelfallstudien und vier kontrollierte Untersuchungen) bei Jugendlichen mit ADHS zusammen. Sie konnten eine durchschnittliche Effektstärke von $d = 0{,}74$ auf die Kernsymptomatik der ADHS nachweisen, welche nach den Richtlinien von Cohen (1977) im mittleren Bereich liegt.

■ **Therapieprogramme für Jugendliche mit ADHS**
Wie bereits in ► Abschn. 1.1 beschrieben, ist das Störungsbild einer jugendlichen ADHS besonders komplex und vielfältig. Die Symptomatik der ADHS-Betroffenen verändert sich über den Verlauf des Jugend- bis hin zum Erwachsenalter.

Speziell bei Jugendlichen rücken eine geringe Selbstkontrolle, erhebliche Organisations- und Planungsprobleme, eine niedrige Anstrengungsbereitschaft und starke

Defizite im Arbeitsverhalten in den Vordergrund (Barkley 2004). Zusätzlich stehen v. a. Beziehungsprobleme im sozialen Umfeld, Konzentrationsschwierigkeiten und Schulabbrüche im Fokus der Problematik.

Im Jugendalter findet eine Steigerung der bereits im Kindesalter vorhandenen Kompetenzen statt: So besitzen Jugendliche im Vergleich zu Kindern beispielsweise höhere kognitive Kapazitäten (Fähigkeit zum abstrakten Denken und Problemlösen). Autonomiebestrebungen gewinnen an Bedeutung und die Jugendlichen werden sich ihres eigenen Störungsbildes und den damit einhergehenden Problemen zunehmend bewusst.

Aufgrund der genannten Veränderungen des Symptombildes einer ADHS im Jugendalter sowie verbesserten Kompetenzen lassen sich bereits existierende störungsspezifische psychotherapeutische Behandlungsprogramme für das Kindesalter nicht direkt bei jugendlichen Patienten anwenden.

> ❯ Es ist unbedingt notwendig, Therapieprogramme auf die speziellen Bedürfnisse Jugendlicher mit ADHS anzupassen bzw. auszuweiten. Jugendliche sind in therapeutische Prozesse stärker zu involvieren, sollten selbst Verantwortung übernehmen und ihre eigenen Fortschritte überwachen (Smith et al. 2000).

Ein enges Einbeziehen der Eltern in die Therapie, das sich bei Kindern mit ADHS bisher als sehr effektiv erwiesen hat, ist im Jugendalter kaum möglich. Die höheren kognitiven Kapazitäten jugendlicher Patienten ermöglichen es hingegen, bestimmte Therapieelemente (wie Psychoedukation) inhaltlich zu vertiefen.

Literatur

ACAP (American Academy of Child and Adolescent Psychiatry) (2007) Practice parameter for the assessment and treatment of children and adolescents with attention-deficit/hyperactivity disorder. J Am Acad Child Adolesc Psychiatry 46:894–921

Adam C, Döpfner M, Lehmkuhl G (2002) Der Verlauf von Aufmerksamkeitsdefizit-/Hyperaktivitätsstörungen (ADHS) im Jugend- und Erwachsenenalter. Kindheit Entwicklung 11:73–81

APA (American Psychological Association) (2013 a) Attention-Deficit/Hyperactivity Disorder. http://www.dsm5.org/Documents/ADHD%20Fact%20Sheet.pdf. Zugegriffen: 29. Mai 2013

APA (American Psychological Association) (2013 b) Highlights of Changes from DSM-IV-TR to DSM-5 (17. Mai 2013). http://www.psychiatry.org/practice/dsm/dsm5; changes-from-dsm-iv-tr-to-dsm-5-1. pdf. Zugegriffen: 29. Mai 2013

Arbeitsgruppe Deutsche Child Behavior Checklist (1998 a) Elternfragebogen über das Verhalten von Kindern und Jugendlichen; deutsche Bearbeitung der Child Behavior Checklist (CBCL/4-18). Einführung und Anleitung zur Handauswertung. 2. Aufl. mit deutschen Normen, bearbeitet von Döpfner M, Plück J, Bölte S, Lenz K, Melchers P, Heim

K. Arbeitsgruppe Kinder-, Jugend- und Familiendiagnostik (KJFD), Köln

Arbeitsgruppe Deutsche Child Behavior Checklist (1998 b) Fragebogen für Jugendliche; deutsche Bearbeitung der Youth Self-Report Form der Child Behavior Checklist (YSR). Einführung und Anleitung zur Handauswertung. 2. Aufl. mit deutschen Normen, bearbeitet von Döpfner M, Plück J, Bölte S, Lenz K, Melchers P, Heim K. Arbeitsgruppe Kinder-, Jugend- und Familiendiagnostik (KJFD), Köln

Arbeitsgruppe Deutsche Child Behavior Checklist (1998 c) Lehrerfragebogen über das Verhalten von Kindern und Jugendlichen; deutsche Bearbeitung der Teacher's Report Form der Child Behavior Checklist (TRF). Einführung und Anleitung zur Handauswertung, bearbeitet von Döpfner M, Melchers P. Arbeitsgruppe Kinder-, Jugend- und Familiendiagnostik (KJFD), Köln

Aster M, Neubauer A, Horn R (2006) Wechsler Intelligenztest für Erwachsene (WIE). Deutschsprachige Bearbeitung und Adaption des WAIS-II von David Wechsler. Hartcourt Test Services, Frankfurt a.M. (Manual)

Banaschewski T, Coghill D, Santosh P, Zuddas A, Asherson P, Buitelaar J, Danckaerts M, Döpfner M, Faraone SV, Rothenberger A, Sergeant J, Steinhausen H-C, Sonuga-Barke EJS, Taylor E (2008a) Langwirksame Medikamente zur Behandlung der hyperkinetischen Störungen – Eine systematische Übersicht und europäische Leitlinien – Teil 1: Übersicht und Empfehlungen. Z Kinder Jugendpsychiatr Psychother 36:81–95

Banaschewski T, Coghill D, Santosh P, Zuddas A, Asherson P, Buitelaar J, Danckaerts M, Döpfner M, Faraone SV, Rothenberger A, Sergeant J, Steinhausen H-C, Sonuga-Barke EJS, Taylor E (2008b) Langwirksame Medikamente zur Behandlung der hyperkinetischen Störungen – Eine systematische Übersicht und europäische Behandlungsleitlinien – Teil 2: Ein quantitativer Vergleich der langwirksamen Präparate. Z Kinder Jugendpsychiatr Psychother 36:97–107

Barbaresi WJ, Katusic SK, Colligan RC, Pankratz VS, Weaver AL, Weber KJ, Mrazek DA, Jacobsen SJ (2002) How common is attention-deficit/hyperactivity disorder? Incidence in a population-based birth cohort in Rochester. Minn Arch Pediatr Adolesc Med 156:217–224

Barbaresi WJ, Katusic SK, Colligan RC, Weaver AL, Jacobsen SJ (2007) Modifiers of long-term school outcomes for children with attention-deficit/hyperactivity disorder: does treatment with stimulant medication make a difference? Results from a population-based study. J Dev Behav Pediatr 28:274–87

Barkley RA (2004) Adolescents with attention-deficit/hyperactivity disorder: an overview of empirically based treatments. J Psychiatr Pract 10:39–56

Barkley RA, Fischer M, Edelbrook CS, Smallish L (1990) The adolescent outcome of hyperactive children diagnosed by research criteria – I. An 8-year prospective follow-up study. J Am Acad Child Adolesc Psychiatry 29:546–557

Barkley RA, Fischer M, Smallish L, Fletcher K (2006) Young adult outcome of hyperactive children: adaptive functioning in major life activities. J Am Acad Child Adolesc Psychiatry 45:192–202

Baud P, Eich-Höchli D, Hofecker Fallahpour M, Kasper J, Ryffel-Rawak D, Stieglitz RD, Wälchli A (2007) Empfehlungen zur Diagnostik und Therapie der Aufmerksamkeitsdefizit-Hyperaktivitätsstörung (ADHS) im Erwachsenenalter. Schweiz Arch Neurol Psychiatr 158:217–224

Bell AS (2011) A critical review of ADHD diagnostic criteria: What to address in the DSM-V. J Atten Disord 15:3–10

BfArM (Bundesinstitut für Arzneimittel und Medizinprodukte) (2005) 18/05 Strattera: Warnhinweis auf suizidales Verhalten bei Kindern mit ADHS angeordnet. Pressemitteilung vom 29. September 2005. http://www.bfarm.de/DE/BfArM/Presse/mitteil_alt/pm18-2005.html?nn=1013874. Zugegriffen: 29. Mai 2013

Biederman J (2005) Attention-deficit/hyperactivity disorder: a selective overview. Biol Psychiatry 57:1215–1220

Biederman J, Petty CR, Evans M, Small J, Faraone SV (2010) How persistent is ADHD? A controlled 10-year follow-up study of boys with ADHD. Psychiatry Res 177:299–304

Biederman J, Petty CR, Clarke A, Lomedico A, Faraone SV (2011) Predictors of persistent ADHD: An 11-year follow-up study. J Psychiatr Res 45:150–155

Brown TE (2002) DSM-IV: ADHD and executive function impairments. Adv Stud Med 2:910–914

Bundesärztekammer (2005) Stellungnahme zur „Aufmerksamkeitsdefizit-/Hyperaktivitätsstörung (ADHS)". Langfassung. http://www.bundesaerztekammer.de/downloads/ADHSLang.pdf. Zugegriffen: 29. Mai 2013

Bussing R, Mason DM, Bell L, Porter P, Garvan C (2010) Adolescent outcomes of childhood attention-deficit/hyperactivity disorder in a diverse community sample. J Am Acad Child Adolesc Psychiatry 49:595–605

Charach A, Ickowicz A, Schachar R (2004) Stimulant treatment over five years: adherence, effectiveness, and adverse effects. J Am Acad Child Adolesc Psychiatry 43:559–567

Cohen J (1977) Statistical power analysis for the behavioral sciences. Academic Press, New York (revised edition)

Compton K, Taylor L, Carlozzi N, Forson B, Bushardt RL, Askins DG, Barkley RA (2006) Distinguishing ADHD from juvenile biploar disorder: a guide for primary care PAs. JAAPA 19:41–48

Costello EJ, Mustillo S, Erkanli A, Keeler G, Angold A (2003) Prevalence and development of psychiatric disorders in childhood and adolescence. Arch Gen Psychiatry 60:837–844

Cuffe SP, McKeown RE, Jackson KL, Addy CL, Abramson R, Garrison CZ (2001) Prevalence of attention-deficit/hyperactivity disorder in a community sample of older adolescents. J Am Acad Child Adolesc Psychiatry 40:1037–1044

Delmo C, Weiffenbach O, Gabriel M, Poustka F (2000) Kiddie-SADS-Present and Lifetime Version (K-SADS-PL), 3. Aufl. Klinik für Psychiatrie und Psychotherapie des Kindes-und Jugendalters, Frankfurt a.M. (German Research Version, Translation and Adaptation)

Desman C, Petermann F (2005) Aufmerksamkeitsdefizit-Hyperaktivitätsstörung (ADHS). Wie valide sind die Subtypen? Kindheit Entwicklung 14:244–254

Dilling H, Mombour W, Schmidt MH (2005) Internationale Klassifikation psychischer Störungen ICD-10 Kapitel V (F). Klinisch diagnostische Leitlinien, 5. Aufl. Huber, Bern

Döpfner M, Lehmkuhl G (2002) Evidenzbasierte Therapie von Kindern und Jugendlichen mit Aufmerksamkeitsdefizit-/Hyperaktivitätsstörung (ADHS). Prax Kinderpsychol Kinderpsychiatr 51:419–440

Döpfner M, Fröhlich J, Lehmkuhl G (2000) Hyperkinetische Störungen. Leitfaden Kinder- und Jugendpsychotherapie Bd. 1. Hogrefe, Göttingen

Döpfner M, Banaschewski T, Sonuga-Barke E (2008) Aufmerksamkeitsdefizit-/Hyperaktivitätsstörungen (ADHS). In: Petermann F (Hrsg) Lehrbuch der klinischen Kinderpsychologie und Psychotherapie. Hogrefe, Göttingen, S 257–276

Döpfner M, Götz-Dorten A, Lehmkuhl G, Breuer D, Goletz H (2008b) Diagnostik-System für psychische Störungen im Kindes- und Jugendalter nach DSM-IV und ICD-10 – II (DISYPS-II). Huber, Bern (Manual)

Durell T, Adler L, Wilens T, Paczkowski M, Schuh K (2010) Atomoxetine treatment for ADHD: younger adults compared with older adults. J Atten Disord 13:401–406. doi:10.1177/1087054709342203

Faraone SV, Perlis RH, Doyle AE, Smoller JW, Goralnick JJ, Holmgren MA, Sklar P (2006) Advancing the neuroscience of ADHD: molecular genetics of attention-deficit/hyperactivity disorder. Biol Psychiatry 57:1313–1323

Flory K, Molina BS, Pelham WE Jr, Gnagy E, Smith B (2006) Childhood ADHD predicts risky sexual behavior in young adulthood. J Clin Child Adolesc Psychol 35:571–577

Hampel P, Desman C (2006) Coping and quality of life among children and adolescents with attention deficit/hyperactivity disorder. Prax Kinderpsychol Kinderpsychiatr 55:425–443

Harrison JR, Vannest KJ, Reynolds CR (2011) Behaviors that discriminate ADHD in children and adolescents: primary symptoms, symptoms of comorbid conditions, or indicators of functional impairment? J Atten Disord 15:147–160

Hill JC, Schoener EP (1996) Age-dependent decline of attention deficit hyperactivity disorder. Am J Psychiatry 153:1143–1146

Ihle W, Esser G (2002) Epidemiologie psychischer Störungen im Kindes-und Jugendalter: Prävalenz, Verlauf, Komorbidität und Geschlechtsunterschiede. Psychol Rundsch 53:159–169

Jensen PS, Arnold LE, Swanson JM, Vitiello B, Abikoff HB, Greenhill LL, Hechtman L, Hinshaw SP, Pelham WE, Wells KC, Conners CK, Elliott GR, Epstein JN, Hoza B, March JS, Molina BS, Newcorn JH, Severe JB, Wigal T, Gibbons RD, Hur K (2007) 3-year follow-up of the NIMH MTA study. J Am Acad Child Adolesc Psychiatry 46:989–1002

Kent L, Craddock N (2003) Is there a relationship between attention deficit hyperactivity disorder and bipolar disorder? J Affect Disord 73:211–221

Kessler RC, Greif Green J, Adler LA, Barkley RA, Chatterji S, Faraone SV, Finkelman M, Greenhill LL, Gruber MJ, Jewell M, Russo LJ, Sampson NA, van Brunt DL (2010) Structure and diagnosis of Adult attention – deficit/hyperactivity disorder. Arch Gen Psychiatry 67:1168–1178

Koglin U, Petermann F (2007) Psychopathie im Kindesalter. Kindheit Entwicklung 16:260–266

Kohn J, Esser G (2008) ADHS im Jugend- und Erwachsenenalter. Monatsschr Kinderheilkd 156:748–756

Kordon A, Hofecker Fallahpour M (2006) Pharmakotherapie der Aufmerksamkeitsdefizit-/Hyperaktivitätsstörung (ADHS) im Erwachsenenalter. ZPPP 54:99–110

Krauel K, Feldhaus HC, Simon A, Rehe C, Glaser M, Flechtner H-H, Heinze H-J, Niehaus L (2010) Increased echogenicity of the substantia nigra in children and adolescents with attention deficit/hyperactivity disorder. Biol Psychiatry 68:352–358

Lauth G, Schlottke P, Naumann K (2007) Rastlose Kinder ratlose Eltern – Hilfen bei ADHS. DTV, München

Linderkamp F, Hennig T, Schramm SA (2011) ADHS bei Jugendlichen: Das Lerntraining LeJA. Beltz, Weinheim

Mattejat F, Simon B, König U, Quaschner K, Barchewitz C, Felbel D, Herpertz-Dahlmann B, Höhne D, Janthur B, Jungmann J, Katzenski B, Naumann A, Nölkel P, Schaff C, Schulz E, Warnke A, Wienand F, Remschmidt H (2003) Lebensqualität bei psychisch kranken Kindern und Jugendlichen. Z Kinder Jugendpsychiatr Psychother 31:293–303

Milich R, Balentine AC, Lynam DR (2001) ADHD combined type and ADHD predominantly inattentive type are distinct and unrelated disorders. Clin Psychol Scie Pract 8:463–488

Miller TW, Nigg JT, Faraone SV (2007) Axis I and II comorbidity in adults with ADHD. J Abnorm Psychol 116:519–528

Murphy K (2005) Psychosocial treatments for ADHD in teens and adults: a practice-friendly review. J Clin Psychol 61:607–619

Neuhaus C (2005) Was wird aus Kindern mit ADHS? Verhaltenstherapie Verhaltensmedizin 26:63–74

Newcorn JH, Kratochvil CJ, Allen AJ, Casat CD, Ruff DD, Moore RJ, Michelson D, Atomoxetine/Methylphenidate Comparative Study Group (2008) Atomoxetine and osmotically released methylphenidate for the treatment of attention deficit hyperactivity disorder: acute comparison and differential response. Am J Psychiatry 165:721–730. doi:10.1176/appi.ajp.2007.05091676

Petermann F, Petermann U (2007) Hamburg-Wechsler-Intelligenztest für Kinder-IV (HAWIK-IV). Hogrefe, Göttingen

Rösler M, Retz W (2006) Die Aufmerksamkeitsdefizit-/Hyperaktivitätsstörung (ADHS) im Erwachsenenalter. Allgemeine Grundlagen, Epidemiologie, Psychopathologie, Klassifkation, Verlauf, Neurobiologie und soziale Adaptation. ZPPP 54:77–86

Rösler M, Retz-Junginger P, Retz W, Stieglitz R-D, Hengesch G, Schneider M, Steinbach E, D'Amelio R, Schwitzgebel P, Blocher D, Trott G-E, Reimherr F, Wender PH (2008) Homburger ADHS-Skalen für Erwachsene. Hogrefe, Göttingen

Safren SA, Perlman CA, Sprich S, Otto MW (2005a) Mastering your adult ADHD. A cognitive-behavioral treatment program. Client workbook. Oxford University Press, Oxford (UK)

Safren SA, Perlman CA, Sprich S, Otto MW (2005b) Mastering your adult ADHD. A cognitive-behavioral treatment program. Therapist Guide. Oxford University Press, Oxford (UK)

Safren SA, Perlman CA, Sprich S, Otto MW (2009) Kognitive Verhaltenstherapie der ADHS des Erwachsenenalters. MWV, Berlin (Deutsche Bearbeitung von Sobanski E, Schumacher-Stien M, Alm B)

Saß H, Wittchen H-U, Zaudig M, Houben I (2003) Diagnostisches und statistisches Manual psychischer Störungen. Hogrefe, Göttingen (Textrevision. DSM-IV-TR)

Schlack R, Hölling H, Kurth BM, Huss M (2007) Die Prävalenz der Aufmerksamkeitsdefizit-/Hyperaktivitätsstörung (ADHS) bei Kindern und Jugendlichen in Deutschland. Bundesgesundheitsblatt Gesundheitsforschung Gesundheitsschutz 50:827–835

Schmeck K, Albermann K, Bader M, Hänggeli CA, Ryffel M, Zollinger M, Steinhausen H-C (2008) Behandlung von Aufmerksamkeits-Defizit-/Hyperaktivitäts-Störungen (ADHS) bei Kindern und Jugendlichen. SMF 23:436–439

Schmidt S, Petermann F (2008) Entwicklungspsychopathologie der ADHS. ZPPP 56:265–274

Smith BH, Waschbusch DH, Willoughby MT, Evans S (2000) The efficacy, safety and practicality of treatments for adolescents with attention-deficit/hyperactivity disorder (ADHD). Clin Child Fam Psychol Rev 3:243–267

Spröber N, Grieb J (2012) KVT bei hyperkinetischen Störungen. In: Schlarb AA (Hrsg) Praxisbuch KVT mit Kindern und Jugendlichen – Störungsspezifische Strategien und Leitfäden. Beltz, Weinheim, S 57–100

Spröber N, Grieb J, Ludolph A, Hautzinger M, Fegert JM (2010) SAVE – ein kognitiv-verhaltenstherapeutisches Gruppentherapieprogramm für Jugendliche mit ADHS: Eine Pilotstudie. Nervenheilkunde 29:44–51

Thiruchelvam D, Charach A, Schachar RJ (2001) Moderators and mediators of long – term adherence to stimulant treatment in children with ADHD. J Am Acad Child Adolesc Psychiatry 40:922–928

Thorell LB, Bohlin G (2009) Heterogeneity in ADHD: neuropsychological pathways, comorbidity and symptom domains. J Abnorm Child Psychol 37:551–564

Tischler L, Schmidt S, Petermann F, Koglin U (2010) ADHS im Jugendalter – Symptomwandel und Konsequenzen für Forschung und klinische Praxis. ZPPP 58:23–34

Unnewehr S, Schneider S, Margraf J (1995) Diagnostisches Interview bei psychischen Störungen im Kindes- und Jugendalter (Kinder-DIPS). Springer, Berlin

Weiss M, Murray C, Weiss G (2002) Adults with attention-deficit/hyperactivity disorder: current concepts. J Psychiatr Pract 8:99–111

Wilens TE, Dodson W (2004) A clinical perspective of attention-deficit/hyperactivity disorder into adulthood. J Clin Psychiatry 65:1301–1313

Wolraich ML, Wibbelsman CJ, Brown TE, Evans SW, Gotlieb EM, Knight JR, Ross EC, Shubiner HH, Wender EH, Wilens T (2005) Attention-deficit/hyperactivity disorder among adolescents: a review of the diagnosis, treatment and clinical implication. Pediatrics 115:1734–1746

Zentall S (2006) ADHD and Education: Foundations, Characteristics, Methods, and Collaboration. Pearson, Cambridge (UK)

Entwicklung und Grundprinzipien von SAVE

N. Spröber et al., *SAVE – Strategien für Jugendliche mit ADHS*,
DOI 10.1007/978-3-642-38362-5_2, © Springer-Verlag Berlin Heidelberg 2013

2.1   Entwicklung von SAVE

Das kognitiv-verhaltensorientierte Trainingsprogramm „Strategien zur Verbesserung der Aufmerksamkeit, Verhaltensorganisation und Emotionsregulation", kurz SAVE, basiert auf dem bestehenden und als wirksam evaluierten kognitiv-behavioralen Einzeltherapieprogramm zur Therapie von erwachsenen Patienten mit ADHS in Kombination mit einer medikamentösen Behandlung von Safren et al. (2005a, b).

Modifikationen erfolgten dahingehend, dass für die Jugendlichen, speziell mit ADHS, entsprechende psychotherapeutische Verfahren aufgenommen und in der Durchführung v. a. aktive, pragmatische und verhaltensbezogene Ansätze betont wurden. Hierzu trägt ebenfalls das Gruppensetting bei.

■ **Kognitiv-verhaltensorientierter Therapieansatz**

Das Therapiekonzept von Safren et al. (2005a, b) diente als Grundlage für die Entwicklung von SAVE und besteht aus drei Basismodulen; drei optionale Module können bei entsprechender Indikation angeschlossen werden.

> **Module zum Therapiekonzept von Safren et al. (2005a, b)**
> ▬ **Basismodule:**
>   1. Psychoedukation, Organisation und Planung
>   2. Umgang mit Ablenkbarkeit
>   3. Kognitive Restrukturierung
> ▬ **Optionale Module:**
>   4. Umgang mit Aufschiebeverhalten
>   5. Umgang mit Ärger und Frustration
>   6. Kommunikationsfähigkeit

■ **Psychotherapeutischer Ansatz**

In die Entwicklung von SAVE flossen außerdem Empfehlungen und Leitgedanken zur Psychotherapie bei Jugendlichen und im Speziellen bei ADHS mit ein.

> **Psychotherapeutische Empfehlungen bei der Behandlung von Jugendlichen mit ADHS**
> ▬ Folgende Kernlemente stehen im Vordergrund:
>   – Erlangung eines Grundverständnisses der Störung
>   – Anerkennung als neuropsychologische Störung
>   – Vermittlung einer ressourcenorientierten Sichtweise
> ▬ Realistische Therapieziele sollen selbst gesetzt und überprüft werden (Murphy 2005; Wolraich et al. 2005).

> ▬ In Bezug auf die Strukturierung und Behandlung der Themen sollte der Therapeut eine aktive Rolle übernehmen (Nyberg u. Stieglitz 2006).
> ▬ Störungsspezifischen Problemen in der Therapie, wie das Versäumen von Terminen, unregelmäßige Medikamenteneinnahme und das Nichteinhalten von Vereinbarungen, sollten mit Verhaltens-, Lösungs- und Präventionsanalysen begegnet werden (Ramsay u. Rostain 2005).

Besonders mithilfe der ressourcenorientierten Sichtweise wird deutlich gemacht, dass einzelne Fähigkeiten und Fertigkeiten für den Alltag trainiert und ausgebaut werden können.

Gruppensetting Für Jugendliche eignet sich insbesondere ein Gruppensetting, da dieses als wichtige Erfahrungsquelle der Unterstützung, Edukation, Akzeptanz und Validierung fungieren kann (Murphy 2005).

Sitzungsstruktur und -inhalte Hinsichtlich der Struktur der Sitzungen werden eine Zeitbegrenzung, die Festlegung spezifischer Ziele und Themen sowie eine semistrukturierte Form empfohlen. Bezüglich der Sitzungsinhalte hat sich in der Praxis gezeigt, dass ADHS-Patienten v. a. einen aktiven, pragmatischen und verhaltensbezogenen Ansatz bevorzugen. Veränderungen sollten schnell sichtbar und Gelerntes sofort im Alltag anwendbar sein (Murphy 2005).

2.2   Rahmenbedingungen

> ❯ Das Training ist als standardisiertes Gruppenprogramm konzipiert. Es richtet sich an Jugendliche mit hyperkinetischen Störungen (nach ICD-10) bzw. Aufmerksamkeitsdefizit-/Hyperaktivitätsstörungen (nach DSM-IV-TR) im Alter zwischen 12 und 18 Jahren.

Es hat sich in der Praxis das Bilden von relativ homogenen Altersgruppen bewährt. Die Gruppengröße sollte eine Anzahl von 8 Teilnehmern nicht übersteigen. Das Trainingsprogramm ist sowohl für Jugendliche mit als auch ohne medikamentöse Behandlung geeignet. Auch Jugendliche mit komorbiden Störungen können von SAVE profitieren. Das Trainingsprogramm ist in der vorliegenden Form mit Jugendlichen mit einem durchschnittlichen kognitiven Leistungsniveau erprobt worden.

■ Grenzen der Therapie

Bei einer sehr stark ausgeprägten komorbiden Symptomatik (z. B. affektive Störung, Suchterkrankung) sollte im Vorfeld genau geprüft werden, inwieweit diese möglicherweise die Teilnahme bzw. den Therapieerfolg beeinflusst. Gegebenenfalls sollte zunächst eine andere Therapie bzw. Therapieform empfohlen werden. Im Vorfeld des Trainingsprogramms sollte auch geprüft werden, ob ein Jugendlicher in der Lage ist, an einem Gruppentrainingsprogramm teilzunehmen. Liegen Bedenken vor (z. B. sehr starke Unruhe, aggressives Verhalten), so sollte dies vorab mit den einzelnen Jugendlichen thematisiert und Lösungen überlegt werden (z. B. individuelle Absprachen zum Verhalten, Empfehlung einer anderen Therapieform).

■ Anforderungen an die Therapeuten/Trainer

Bei einer Gruppengröße von 6–8 Jugendlichen sollte das Trainingsprogramm immer von zwei Therapeuten/Trainern durchgeführt werden. Im weiteren Buch werden wir den Begriff des Trainers benutzen. Die Trainer haben so die Möglichkeit, sich in der inhaltlichen Leitung des Gruppentrainings abzuwechseln (dadurch abwechslungsreichere Darbietung von Themen möglich). Darüber hinaus kann der Trainer, der im Moment nicht das Thema leitet, die Gruppenatmosphäre und das Verhalten der Teilnehmer beobachten und bei Störungen ggf. entsprechende Maßnahmen einleiten.

Für eine kompetente und souveräne Durchführung sollten die Trainer fundierte Kenntnisse und Erfahrungen mit den Grundzügen der kognitiven Verhaltenstherapie, der Arbeit mit Therapiegruppen sowie Wissen über ADHS mitbringen. Die Grundprinzipien der therapeutischen Haltung, wie Wertschätzung, Empathie, Ressourcen- und Lösungsorientierung, werden als selbstverständliche Therapeutenkompetenzen vorausgesetzt.

❯ In der therapeutischen Arbeit speziell mit Jugendlichen mit ADHS ist es zentral, dass die Trainer sehr strukturiert und überlegt vorgehen (z. B. präziser Sprachstil, Ablauf genau kennen, sich bei jeder Übung klarmachen, was das Wesentliche ist), um ihnen eine gute Anleitung geben zu können.

2.3 Ziele und Durchführung von SAVE

❯ Mit dem Trainingsprogramm SAVE soll hauptsächlich eine Kompetenzsteigerung in den drei Kernbereichen Aufmerksamkeit, Verhaltensorganisation und Emotionsregulation erreicht werden.

Im Einzelnen werden die folgenden Ziele verfolgt:
- Zielorientierung und Motivation
- Steigerung des Wissens über ADHS
- Verbesserung der Aufmerksamkeitsleistung
- Verbesserung des Organisations- und Planungsverhaltens
- Erlernen von angemessenem Problemlösen
- Verbesserung der Emotionsregulation (Impulskontrolle)
- Selbstmanagement

❯ Die Vermittlung der Trainingsinhalte erfolgt in 10 Sitzungen, die in wöchentlichem Abstand aufeinanderfolgen. Die Zeitdauer der einzelnen Sitzungen ist auf jeweils 120 min konzipiert (inklusive Pause).

■ Tabelle 2.1 zeigt einen Überblick zu den Themen der einzelnen Sitzungen.

SAVE kann nach dem vorliegenden Therapiemanual durchgeführt werden. Jede Sitzung ist in ihrem Ablauf konkret beschrieben (▶ II Praktischer Teil).

2.3.1 Sitzungsablauf

Die 10 Trainingssitzungen folgen jeweils einem strukturierten, sich wiederholenden Sitzungsablauf. Dieser Ablauf ist in ■ Abb. 2.1 dargestellt.

■ Blitzlicht

Begonnen und beendet wird jede Sitzung mit einem sog. „Blitzlicht". Es steht sinnbildlich für eine Momentaufnahme der Befindlichkeiten und Gefühle, mit denen die Jugendlichen zu den einzelnen Sitzungen kommen und hat verschiedene Funktionen: Zum einen haben die Jugendlichen so die Möglichkeit, sich kurz zu sammeln und auf das Trainingsprogramm einzulassen. Zum anderen können die Trainer mithilfe des Blitzlichts besser abschätzen, in welcher Stimmung sich die Jugendlichen befinden und ggf. darauf eingehen, um von Beginn an eine konzentrierte Arbeitsatmosphäre herstellen zu können. Außerdem fördert das Blitzlicht die Selbstwahrnehmung der Jugendlichen. Ideen für die Durchführung des Blitzlichts sind in ▶ Kap. 14 dargestellt.

■ Besprechung der Alltagsaufgaben

Je nach Alltagsaufgabe werden die Durchführung/Lösungen besprochen, oder die Trainer lassen sich die Bearbeitung zeigen. Für jede erledigte Alltagsaufgabe erhalten die Jugendlichen im Rahmen des vorgeschlagenen Verstärkersystems jeweils einen Punkt (genauere Beschreibung des Vorgehens unter „Steigerung der Motivation durch ein

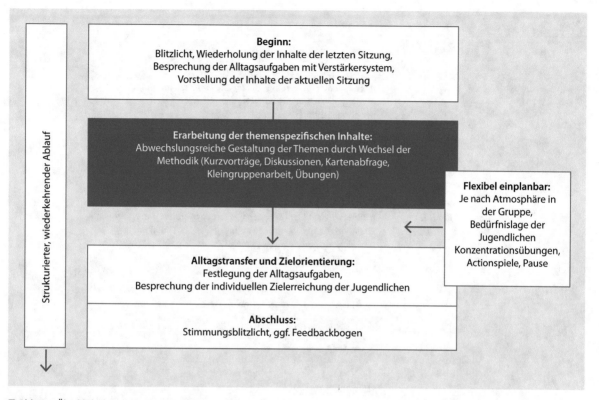

Abb. 2.1 Überblick über die Struktur der einzelnen Sitzungen

Verstärkersystem", s. u.). Die Jugendlichen sollten immer die Möglichkeit erhalten, nicht erledigte Alltagsaufgaben nachzuarbeiten. Es empfiehlt sich, die Jugendlichen dazu aufzufordern, die Aufgaben bis zur nächsten Sitzung durchzuführen. Werden sie auch dann nicht erledigt, sollte der Trainer mit ihnen besprechen, welche Hindernisse vorhanden sind bzw. welche Lösungen sie finden könnten, um die Alltagsaufgaben erfolgreich zu bearbeiten. Genauere Informationen zu den Alltagsaufgaben in Bezug auf den Alltagstransfer werden in dem folgenden Abschnitt dargestellt.

■ **Wiederholung der Inhalte der vergangenen Sitzung**

Die Inhalte der vergangenen Sitzung werden jeweils zu Beginn wiederholt. Die Funktion dieser Wiederholung ist, dass die Jugendlichen gedanklich an die vergangene Sitzung anknüpfen können. Wiederholungen festigen darüber hinaus die Auseinandersetzung mit den Themen. Zusätzlich werden die besprochenen Inhalte der vorhergehenden Trainingssitzung noch einmal wiederholt und aufgefrischt.

■ **Themenspezifische Inhalte**

Darauf folgend wird ein Großteil jeder Sitzung darauf verwendet, die neuen themenspezifischen Inhalte (■ Tab. 2.1) zu erarbeiten sowie weitere Techniken zur Alltagsbewältigung auszuprobieren und zu üben. Hierbei ist es wichtig,

die Inhalte von SAVE abwechslungsreich zu vermitteln, um die Aufmerksamkeit und Konzentration der Jugendlichen aufrechtzuerhalten. Dies hat einen Effekt auf die Lernbereitschaft und Aufnahmefähigkeit von Jugendlichen mit ADHS (DuPaul u. Eckert 1997). Zu denken ist hierbei an einen Wechsel zwischen Kurzvorträgen, Diskussionen, Kleingruppenarbeit und interaktiven Übungen.

In dem Therapiemanual wird die jeweilige Methode zur Vermittlung der einzelnen Inhalte beschrieben. Die Trainer sollten jedoch flexibel auf die Bedürfnisse der Gruppe eingehen. Wenn z. B. deutlich wird, dass die Jugendlichen sehr unruhig sind, dann sollte eher eine strukturierte Einzelarbeit erfolgen als eine Gruppendiskussion.

> Jugendlichen mit ADHS fällt es schwer, wesentliche Informationen von unwesentlichen zu trennen. Für die Trainer bedeutet dies, dass sie alle Inhalte kurz und sprachlich prägnant darstellen sollten, hierbei gilt: „Weniger ist mehr!" Die wesentlichen Inhalte können nochmals betont oder grafisch dargestellt werden.

Kognitives Modell Bei der Einführung von Übungen wird in Anlehnung an Lauth et al. (2007) das Vorgehen anhand des sog. „kognitiven Modells" vorgeschlagen: Der Trainer

◻ Tab. 2.1 Überblick über Themen der einzelnen Sitzungen von SAVE

Sitzung	Thema	Inhalte
1	Kennenlernen	– Trainingsbeginn – Kennenlernen der Gruppe, der Inhalte, der Sitzungsstruktur – Festlegen von Regeln und Vereinbarungen – Psychoedukation
2	Mein Weg	– Einbezug Trainingscoach – Therapiezielplanung – Psychoedukation
–	Sitzung mit den Trainings-coach[a]	– Funktion/Rolle des Trainingscoaches – Problemlösestrategien
3–5	Chaosorganisation und Problemlösen	– Goldene Regeln zum Einsatz eines Terminkalenders und Notizbuches – Erstellen von Aufgabenlisten mithilfe einer ABC-Einteilung – Entwicklung eines Ablagesystems – 5-stufiger Aktionsplan zum Lösen von Problemen – Psychoedukation
6 und 7	Aufmerksamkeit	– Berechnung der Aufmerksamkeitsspanne und Timen von Aufgaben – Techniken zur Reduktion der inneren und äußeren Ablenkung
8 und 9	Emotionsregulation	– Impulsivität erkennen und reduzieren – Gelassenheitsübungen
10	Selbstmanagement	– Anwendung erlernter Techniken (Selbstmanagement) – Überprüfung der Zielerreichung – Trainingsabschluss

[a] Der Trainingscoach nimmt an Sitzung 2 gemeinsam mit den Jugendlichen sowie einer weiteren Sitzung ohne Jugendliche nach Absprache teil.

nennt kurz die Aufgabe, führt sie beispielhaft durch, bittet einen Jugendlichen, die Aufgabe zu wiederholen, erst dann beginnen die Jugendlichen mit der Übung. Mithilfe dieses Vorgehens haben die Jugendlichen die Chance, Aufgaben richtig zu lösen, gleichzeitig üben sie, das Wesentliche der Übungen zu benennen. Durch das Beispiel des Trainers haben sie bereits eine Lösung vor Augen; dies erhöht die Erfolgswahrscheinlichkeit bei der Durchführung.

■ **Konzentrationsübungen, Actionspiele**
Konzentrationsübungen Den Jugendlichen werden im Trainingsprogramm verschiedene Konzentrationsübungen vorgestellt (▶ Kap. 14). Diese Konzentrationsübungen haben zwei Funktionen: Zum einen lernen die Jugendlichen Möglichkeiten zur Steigerung der Konzentration kennen, die sie im Alltag anwenden können; zum anderen können die Trainer diese einsetzen, wenn sie bei der Durchführung der Sitzung feststellen, dass Unruhe vorherrscht, die Jugendlichen ablenkbar sind oder sich nachlässig verhalten.

Actionspiele Neben den Konzentrationsübungen sind in ▶ Kap. 14 auch Actionspiele beschrieben. Diese kommen dann zum Einsatz, wenn die Gruppe aktiviert werden muss oder Bewegung benötigt. Bei allen Bewegungsübungen mit

Jugendlichen mit ADHS ist es wichtig, dass diese begrenzt sind, da sie sonst dazu führen können, dass die Jugendlichen sich in ihrem Bewegungsdrang immer mehr „hochschrauben".

■ **Pause**
Ungefähr nach der Hälfte der Zeit findet eine ca. 10-minütige Pause für alle Teilnehmer statt.

■ **Zielklärung**
Die Jugendlichen legen in Sitzung 2 Ziele für sich fest. Am Ende jeder Sitzung sollte kurz mit den Jugendlichen besprochen werden, inwieweit sie in der vergangenen Woche an der Erreichung eines ihrer Ziele gearbeitet haben. Darüber hinaus wird überlegt, ob bzw. wie der einzelne Jugendliche die Inhalte der heutigen Sitzung nutzen kann. Genauere Erläuterungen zur Zielklärung sind im Folgenden zu den Basiselementen aufgeführt (s. Element 4).

■ **Alltagsaufgaben**
Zum Abschluss werden die neuen Alltagsaufgaben für die kommende Woche besprochen. Die Einführung sollte anhand des „kognitiven Modells" (s. themenspezifische Inhalte) erfolgen.

■ **Feedbackbogen**

Die Trainer können optional einen kurzen Feedbackbogen (▶ Abschn. 15.1) ausgeben, um eine Rückmeldung über den Verlauf der Sitzung zu erhalten. Die Trainer können dabei selbst entscheiden, wie häufig sie eine solche schriftliche Rückmeldung zur Qualitätssicherung des Trainingsprogramms durchführen wollen.

■ **Abschlussblitzlicht**

Am Ende der Sitzungen findet ein kurzes Abschlussblitzlicht statt. Die Trainer haben so die Möglichkeit, zu überprüfen, in welcher Stimmung die Teilnehmer nach Hause gehen. Auf einzelne Jugendliche kann bei Bedarf noch kurz eingegangen werden (z. B. wenn ein Jugendlicher am Ende angibt, sehr niedergeschlagen zu sein). Dafür empfiehlt sich oft ein kurzes Einzelgespräch.

■ **Signale und Rituale**

Für die Durchführung des Trainingsprogramms wird empfohlen, dass die Trainer die zuvor genannten Rituale (z. B. Blitzlicht) einhalten. Darüber hinaus können sie akustische Signale verwenden, um Sitzungsphasen und Methoden einzuleiten (z. B. Triangel = Stuhlkreis; Pauke = Arbeit am Tisch; Musik = Pause). Diese sollten in der in Sitzung 1 festgelegten Vereinbarung beschrieben werden.

2.3.2 Basiselemente zur Umsetzung der Trainingsinhalte in den Alltag

Für die Umsetzung der Trainingsinhalte in den Alltag haben sich folgende vier Basiselemente als hilfreich erwiesen.

■ **Element 1: Alltagsaufgaben**

In jeder Sitzung erhalten die Jugendlichen Alltagsaufgaben, um einen Transfer des Gelernten in den Alltag zu ermöglichen (Wendlandt 2002). In einer Metaanalyse über die Wirksamkeit von Präventionsprogrammen (Stice et al. 2009) konnte ermittelt werden, dass die Vergabe solcher therapeutischer Aufgaben die Wirksamkeit von Trainingsprogrammen erhöht.

In der Arbeit mit Jugendlichen mit ADHS ist natürlich zu beachten, dass gerade das zuverlässige Aufschreiben, Merken und Erledigen von Aufgaben eine große Herausforderung für die Jugendlichen darstellt. Deshalb sollte im Sinne einer Erhöhung der Erfolgserlebnisse im Trainingsprogramm darauf geachtet werden, dass die Jugendlichen die Aufgaben wahrgenommen, verstanden sowie notiert haben (ab Sitzung 3 werden Techniken dazu vorgestellt, wie das Verwendung eines Notizbuches, Erstellen von Aufgabenlisten etc.) und sie bei Nichterledigung der Aufgaben darin unterstützt werden, diese bis zum nächsten Mal nachzuholen (z. B. indem der Trainer eine individuelle Lösung für die Reduktion der Vergesslichkeit mit dem einzelnen Jugendlichen erstellt, Einbeziehung Trainingscoach).

❯ Alle Alltagsaufgaben sind im Handout 3 (◘ Abb. 3.4) zur besseren Orientierung der Teilnehmer aufgelistet.

■ **Element 2: Steigerung der Motivation durch den Einsatz eines Verstärkersystems (Token-Ökonomie)**

In der Metaanalyse von DuPaul u. Eckert (1997), in die 63 Studien eingegangen sind, konnte gezeigt werden, dass Verstärkersysteme effektiv sind, damit Jugendliche Inhalten im Unterricht folgen können. In unserem Trainingsprogramm wird der Einsatz eines Verstärkersystems in Bezug auf die Erledigung der Alltagsaufgaben vorgeschlagen.

In Sitzung 1 wird im Rahmen der Trainingsvereinbarung festgelegt, wie das Verstärkersystem durchgeführt wird:

– Sinnvoll ist es, wenn jeder Jugendliche für das Erledigen einer Alltagsaufgabe 1 Punkt erhält, die Jugendlichen als Gruppe bis zum Ende des Trainingsprogramms Punkte sammeln und diese dann einlösen können (Punktesystem).

– Jeder Jugendliche sollte mindestens einen „Joker" haben, d. h., dass er einmal keine Alltagsaufgaben erledigen muss, um eine volle Punktzahl für die Gruppe zu erreichen.

– Die Verstärker sollten für die Gruppe belohnend sein, besonders eine soziale Aktivität (z. B. gemeinsames Bowling, Pizza essen) hat sich in der Praxis als motivierend erwiesen.

– Es ist natürlich auch möglich, zusätzlich festzulegen, dass ein Jugendlicher bei vergessenen Alltagsaufgaben eine Wiedergutmachung an die Gruppe gestaltet (z. B. beim nächsten Mal einen Kuchen mitbringen).

Natürlich müssen die Trainer je nach Rahmenbedingungen abschätzen, ob sie z. B. die Eltern einbeziehen, indem diese für den Verstärker aufkommen. Das gemeinsame Sammeln und Einlösen eines Verstärkers erhöht nicht nur den sozialen Druck, die Alltagsaufgaben zu erledigen, gleichzeitig stärkt es auch den Gruppenzusammenhalt.

❯ Entscheidend für das Gelingen eines Verstärkersystems ist es, dass der genaue Ablauf zu Beginn besprochen und festgelegt wird, die Verstärkervergabe konsistent und konsequent erfolgt und die Jugendlichen von den Trainern neben der Vergabe der Punkte auch gelobt werden.

- **Element 3: Trainingscoaches**

Bei der Therapie von Jugendlichen sind Eltern in Bezug auf einen verbesserten Alltagstransfer nur teilweise hilfreich, manchmal ist ein starkes Einbeziehen der Eltern eher konfliktbelastet. Deshalb werden in SAVE Trainingscoaches eingebunden, die die Jugendlichen selbst auswählen (z. B. älterer Bruder, Freundin, Tante). Damit soll dem für die Pubertät kennzeichnenden Bestreben nach Autonomie und Selbstüberwachung auf der einen, aber der gleichzeitig noch benötigten Alltagsunterstützung auf der anderen Seite (Smalley u. Jarvelin 2007) Rechnung getragen werden.

> Die Funktion des Trainingscoaches besteht darin, auf die Umsetzung der erlernten Strategien und Techniken im Alltag zu achten und den Jugendlichen als Ratgeber unterstützend zur Seite zu stehen.

Die Trainingscoaches müssen ausschließlich während Sitzung 2 an der Trainingssitzung mit den Jugendlichen teilnehmen. Darüber hinaus werden sie alleine zu einer weiteren Sitzung eingeladen. Zu allen weiteren Sitzungen erhalten sie Material, das die besprochenen Strategien und Techniken der jeweiligen Sitzung beinhaltet.

- **Element 4: Zielklärung**

Damit die im Training erlernten Strategien in den individuellen Alltag der Jugendlichen übertragen werden, wird in SAVE zielorientiert gearbeitet. Die Arbeit mit individuellen Zielen ist mit Jugendlichen noch wenig untersucht, hat sich aber in der Arbeit mit Erwachsenen als hilfreich erwiesen (Fischer et al. 2012). In Sitzung 2 legen die Jugendlichen gemeinsam mit ihren Trainingscoaches drei Ziele fest, die ganz im verhaltenstherapeutischen Sinne „SMART" sind:

- Short = kurz, verhaltensnah
- Measurable = messbar
- Attractive = motivierend
- Realistic = realistisch
- Time limited = zeitlich begrenzt

Die Jugendlichen arbeiten außerhalb des Trainingsprogramms an der Erreichung ihrer individuellen Ziele. Zur Unterstützung können sie den Trainingscoach einbeziehen, am Ende jeder Sitzung wird die individuelle Zielerreichung besprochen und überlegt, inwieweit die Inhalte der Sitzung in den Alltag zur Zielerreichung integriert werden können.

2.3.3 Allgemeine Empfehlungen zur Trainingsgestaltung

Das Therapiemanual beinhaltet für jede Sitzung eine genaue Beschreibung des Ablaufs, der Inhalte und der zu verwendenden Methoden bzw. Techniken.

Alle Handouts für die Teilnehmer (1–30) sowie Informationsbriefe an die Trainingscoaches (T3–T10) sind nach der Reihenfolge ihrer Anwendung durchgehend nummeriert. Die Folien unterliegen einer sitzungsspezifischen Nummerierung (z. B. Folie 1.1 bis 1.3 für Sitzung 1).

> Die Materialien, wie Arbeitsblätter, Handouts und Briefe an die Trainingscoaches für jede Sitzung, finden Sie auf http://extras.springer.com/ (Passwort: 978-3-642-38361-8).

Die Trainer benötigen vor Beginn jeder Sitzung ca. 30 min Zeit, um

- die Arbeitsblätter der jeweiligen Sitzung zu kopieren,
- das notwendige Material herzurichten,
- den Raum vorzubereiten,
- sich inhaltlich abzusprechen,
- selbst zur Ruhe zu kommen und die Struktur der Sitzung klar im Kopf zu haben.

Kinder und auch Jugendliche mit ADHS benötigen viel Struktur, um sich zu organisieren und zur Ruhe kommen zu können. Es empfiehlt sich deshalb,

- den Raum möglichst reizarm zu halten,
- immer nur die wesentlichen Materialien bereitzulegen/aufzuhängen,
- genügend Platz für die Bewegungsübungen (Actionspiele, ▶ Kap. 14) zu haben,
- einen festgelegten Platz für einen Stuhlkreis zu überlegen (hier finden die Anfangs- und Abschlussrunde sowie Diskussionen statt) und Arbeitstische aufzustellen (hier können Kleingruppen arbeiten, Erarbeitung themenspezifischer Inhalte),
- die Flipchart für alle gut sichtbar aufzustellen,
- Getränke und Kleinigkeiten zum Essen vorbereitet zu haben (erfahrungsgemäß haben viele Jugendliche mit ADHS oft regelrechten „Heißhunger", v. a. wenn das Training am späten Nachmittag/Abend stattfindet).

Je mehr Strukturen und Rituale eingeplant werden, umso besser können sich die Jugendlichen auf das Trainingsprogramm konzentrieren.

2.3.4 Therapeutische Arbeit mit Jugendlichen

In der therapeutischen Arbeit mit Jugendlichen mit ADHS haben sich bestimmte Maßnahmen bewährt, um möglichst störungsfrei in der Gruppe arbeiten zu können und den Nutzen der Teilnahme für jeden Jugendlichen zu maximieren.

Grundsätzlich ist es hilfreich, wenn die Trainer in Anlehnung an die themenzentrierte Interaktion (TZI; Cohen et al. 1991) zu jeder Zeit vier Faktoren der Gruppenarbeit im Blick haben:
1. die Umgebung
2. die Gruppe
3. die Vermittlung des Themas
4. den Einzelnen

■ **Störungen der Gruppenarbeit**
Treten „Störungen" auf, so hat die Beseitigung dieser Vorrang vor einem Weiterarbeiten am Thema. Typische Störungen sind:
— Störung der Umgebung (z. B. Lärm, schlechte Luft)
— Störungen der Gruppe (z. B. einzelne Teilnehmer werden ausgelacht, die Jugendlichen sind unmotiviert)
— Störung bezüglich der Themenvermittlung (z. B. die Inhalte werden zu kompliziert dargestellt)
— Störung des Einzelnen (z. B. ein Jugendlicher ist traurig, sehr zappelig)

Die Trainer sollten bereit sein, den Ablauf des Trainingsprogramms zu unterbrechen und gezielt auf die Störungen einzugehen. Hilfreiche Methoden können z. B. sein:
— Blitzlicht
— Problemlösen in der Gruppe
— Einsatz von Konzentrations-/Actionspielen
— Kurze Einzelgespräche
— Erweiterung von Regeln und Konsequenzen
— Einzelinterventionen

Es könnte z. B. festgelegt werden, dass der Trainer die Jugendlichen bei Störverhalten zunächst anspricht, wenn sie damit fortfahren, diese eine „gelbe Karte", bei weiterer Störung eine „rote Karte" erhalten. Eine „rote Karte" kann dann z. B. an eine Wiedergutmachung geknüpft sein (z. B. der Jugendliche muss beim nächsten Mal einen Witz erzählen, sich ein Spiel für die Gruppe überlegen).

❯ Es ist entscheidend, dass die Trainer bei häufigerem Vorkommen von Störverhalten gemeinsam mit dem Jugendlichen erarbeiten, wie er dies reduzieren kann, da dieses vermutlich auch in einem anderen Setting vorkommt.

■ **Störungen durch einzelne Jugendliche**
Wenn einzelne Jugendliche sehr unruhig und zappelig sind, sollten ebenfalls in Form einer Einzelarbeit Lösungen erarbeitet werden. Bezüglich der körperlichen Unruhe oder der inneren Unruhe wird folgendes Vorgehen empfohlen:
— Der Jugendliche soll zunächst wahrnehmen, an welchen Körperteilen er diese Unruhe spürt.
— Dann wird er gebeten, die Stärke der Unruhe auf einer Skala (z. B. 1–10) einzuschätzen.
— Er soll nachfolgend festlegen, ab welcher Stufe er den Inhalten nicht mehr folgen kann (z. B. ab Stufe 4).

Der Trainer erarbeitet mit dem Jugendlichen Möglichkeiten, wie er zur Ruhe kommen kann. Dies kann individuell unterschiedlich sein. Ideen hierfür sind:
— Kurze Bewegung (z. B. aufstehen, zum Mülleimer gehen, etwas hineinwerfen)
— Einen Igelball nutzen
— Tief durchatmen
— Sich einen Beruhigungssatz sagen (z. B. „Stopp – ruhig werden!")
— Power-Entspannung
— Etwas trinken

❯ Der Trainer sollte den Jugendlichen ansprechen, wenn er die Unruhe bemerkt, ihn auffordern, sich einzuschätzen (Erhöhung der Selbstwahrnehmung) und eine für ihn geeignete Strategie anzuwenden.

2.4 Evaluation des Trainingsprogramms SAVE

Das Trainingsprogramm SAVE wurde in zwei Stufen evaluiert. Zunächst wurde es in einer Pilotstudie ohne Kontrollgruppe mittels eines Prä-Post-Designs mit $N = 12$ Probanden auf seine Akzeptanz, Durchführbarkeit und Machbarkeit hin untersucht. Aus dieser Studie ergaben sich auch erste Hinweise auf die Effektivität. Es zeigte sich eine hohe Akzeptanz und Zufriedenheit bei den Teilnehmern der Untersuchung sowie den Trainern.

■ **Akzeptanz durch die Teilnehmer und Trainer**
In der Zusammenfassung zeigte die statistische Auswertung, dass die einzelnen Sitzungen, die einzelnen Sitzungselemente und -inhalte sowie das Trainingsprogramm insgesamt „gut" bis „sehr gut" von den Teilnehmern akzeptiert wurden. In der Trainerbeurteilung zeigte sich eine „befriedigende" bis „sehr gute" Durchführbarkeit des Trainingsprogramms. Allerdings nahm nur knapp die Hälfte

der Teilnehmer zuverlässig an den Trainingssitzungen teil. Die Gründe dafür blieben unklar (geringe Motivation, ungünstiger Zeitpunkt, Vergesslichkeit). Einzelfallanalysen verdeutlichten, dass Patienten, die durch komorbide Verhaltensstörungen belastet waren, wenig von dem Trainingsprogramm profitierten (Drop-Outs, s. u.).

■ **Bewertung der Module**
Emotionsregulation und Selbstmanagement Die Module zur „Emotionsregulation" und zum „Selbstmanagement", die eine wesentliche Modifikation zu dem Trainingsprogramm für Erwachsene von Safren et al. (2005b) darstellen, wurden von den jugendlichen Teilnehmern als besonders hilfreich empfunden.

Aufmerksamkeit und Konzentration Die Sitzungen zur Steigerung der Aufmerksamkeit und Konzentration hingegen wurde als eher „anstrengend" erlebt. Dies spiegelt die besonderen Defizite von Jugendlichen mit ADHS wider, die sich in den Sitzungen damit beschäftigten, ihre Aufmerksamkeitsspanne bei langweiligen Aufgaben zu erhöhen oder Ablenkungen zu reduzieren.

Gruppensetting Als positiv – und damit in Übereinstimmung mit der allgemeinen Forschung zur Gruppenpsychotherapie – wurde das Gruppensetting (gegenseitige Anerkennung, sich nicht alleine fühlen) und die therapeutische Beziehung bewertet.

Auf der Basis der Rückmeldungen der Jugendlichen wurde das Therapiemanual weiterentwickelt. Die Motivation zur aktiven Teilnahme und Umsetzung der Alltagsaufgaben wurde durch die Etablierung eines Verstärkersystems gestärkt. Die Funktion der Trainingscoaches wurde weiter spezifiziert, und sie wurden stärker in das Trainingsprogramm einbezogen (Sitzung mit den Trainingscoaches, Briefe an die Trainingscoaches).

ADHS-Symptomatik Weiterhin konnte eine signifikante Verbesserung der ADHS-Symptomatik im Selbsturteil, gemessen mit dem Selbstbeurteilungsbogen für hyperkinetische Störungen (SBB-HKS; Döpfner et al. 2008), mit einer großen Effektstärke von $d = 1{,}28$ nachgewiesen werden. Im Fremdurteil, gemessen mit dem Fremdbeurteilungsbogen für hyperkinetische Störungen (FBB-HKS; Döpfner et al. 2008), wurde eine Verbesserung der Impulsivität mit einer großen Effektstärke von $d = 0{,}81$ belegt (Spröber et al. 2010).

In der nächsten Stufe wurde die Effektivität von SAVE zur Reduktion der ADHS-Symptomatik und einer Steigerung der Lebensqualität jeweils im Selbst- und Elternurteil anhand eines kontrollierten Eigenkontrollgruppendesigns mit 8 Interventionsgruppen ($N = 49$, Alter: 12–18 Jahre) überprüft. Hierfür wurden 6 Messzeitpunkte realisiert (Zeitraum 10 Wochen vor Beginn des Trainings bis 20 Wo-

chen nach SAVE), wobei die Auswertung des letzten Messzeitpunktes noch aussteht.

Mit Ausnahme der „Symptomstärke Impulsivität" konnte auf allen Skalen eine signifikante Reduktion der ADHS-Symptomatik im Selbst- und Fremdurteil, gemessen mit dem SBB-HKS und FBB-HKS (▶ Abschn. 1.4), nachgewiesen werden. Es zeigte sich eine signifikante Erhöhung der Lebensqualität, gemessen mit dem Inventar zur Erfassung der Lebensqualität bei Kindern und Jugendlichen (ILK; Mattejat u. Remschmidt 1998), sowie eine signifikante Reduktion der Problembelastung im Fremdurteil, im Selbsturteil zeigten sich keine Veränderungen.

Während des 10-wöchigen Kontrollzeitraums waren die oben genannten Maße zur Effektivitätsmessung (ausgenommen der „Symptomstärke Hyperaktivität" im Fremdurteil) stabil geblieben (Ausschluss Spontanremission der Symptomatik).

■ **Anwendung erlernter Trainingsstrategien**
Im Mittel wurden 10 der 15 Trainingsstrategien von den Jugendlichen anhand ihrer Selbstberichte ein- bis zweimal pro Woche angewendet. Mit Ausnahme eines Jugendlichen, der angab, keine der im Training behandelten und geübten Strategien nach Abschluss der Intervention genutzt zu haben, wurden von allen anderen 37 Jugendlichen mindestens vier verschiedene Trainingsstrategien mindestens einmal pro Woche angewendet.

Besonders häufig wurden die Strategien zur Chaosorganisation angewendet. Als weiteres positives Ergebnis zeigte sich außerdem, dass Jugendliche, die mehr Trainingsstrategien nutzten, deutlicher vom Training profitierten.

■ **Drop-Out**
Für die Untersuchung ergab sich ein systematischer Drop-Out: Die Jugendlichen, die nach der Eingangsdiagnostik nicht mehr an der Untersuchung teilnahmen, zeichneten sich durch einen signifikant niedrigeren Intelligenzquotienten und signifikant höhere Aufmerksamkeitsprobleme im Selbst- und Fremdurteil aus. Außerdem bestand die Drop-Out-Gruppe prozentual aus mehr Mädchen (signifikant), weniger Jugendlichen mit einer Aufmerksamkeitsstörung ohne Hyperaktivität (ICD-10: F98.8, deskriptiv) und es war eine signifikant geringere Einnahme von Medikamenten zu verzeichnen (Brettschneider 2012).

2.5 Allgemeines zur Durchführung der Sitzungen

Für jede Sitzung werden folgende Materialien benötigt:
— Stifte
— Dickere Stifte

- Tesa/Klebeband
- Beamer/Laptop (oder Overhead-Projektor)
- Tafel/Metaplantafel
- Flipchart

Die Trainer sollten darüber hinaus die Handouts für die Teilnehmer vorab kopiert und gelocht haben. Die Informationsbriefe an die Trainingscoaches werden den Jugendlichen ausgehändigt sowie zusätzlich an die Trainingscoaches geschickt.

Literatur

Brettschneider A (2012) Jugendliche mit ADHS: Kurzfristige Effekte des Trainingsprogramms „SAVE" und wahrgenommene Stigmatisierung. Psychologisches Institut, Philipps Universität, Marburg (Diplomarbeit)

Cohen R (1991) Von der Psychoanalyse zur themenzentrierten Interaktion: Von der Behandlung einzelner zur Pädagogik für alle. Klett-Cotta, Stuttgart

Döpfner M, Götz-Dorten A, Lehmkuhl G, Breuer D, Goletz H (2008) Diagnostik-System für psychische Störungen im Kindes- und Jugendalter nach DSM-IV und ICD-10 – II (DISYPS-II). Huber, Bern (Manual)

DuPaul GJ, Eckert TL (1997) The effects of school based interventions for attention deficit hyperactivity disorder: a metaanalysis. SPRR 26:5–27

Fischer L, Fegert JM, Kölch M, Kleinrahm R, Spröber N (2012) Goal Attainment Scaling. Nervenheilkunde 12:869–980

Lauth G, Schlottke P, Naumann K (2007) Rastlose Kinder ratlose Eltern – Hilfen bei ADHS. DTV, München

Mattejat F, Remschmidt H (1998) Inventar zur Erfassung der Lebensqualität bei Kindern und Jugendlichen (ILK). Hogrefe, Göttingen

Murphy K (2005) Psychosocial treatments for ADHD in teens and adults: a practice-friendly review. J Clin Psychol 61:607–619

Nyberg E, Stieglitz R-D (2006) Psychotherapie der Aufmerksamkeitsdefizit-/Hyperaktivitätsstörung (ADHS) im Erwachsenenalter. ZPPP 54:111–121

Ramsay JR, Rostain AL (2005) Adapting psychotherapy to meet the needs of adults with attention-deficit/hyperactivity disorder. Psychother Theor Res Pract Train 42:72–84

Safren SA, Perlman CA, Sprich S, Otto MW (2005a) Mastering your adult ADHD. A cognitive-behavioral treatment program. Client workbook. Oxford University Press, Oxford (UK)

Safren SA, Perlman CA, Sprich S, Otto MW (2005b) Mastering your adult ADHD. A cognitive-behavioral treatment program. Therapist Guide. Oxford University Press, Oxford (UK)

Safren SA, Perlman CA, Sprich S, Otto MW (2009) Kognitive Verhaltenstherapie der ADHS des Erwachsenenalters. MWV, Berlin (Deutsche Bearbeitung von Sobanski E, Schumacher-Stien M, Alm B)

Smalley SU, Jarvelin MR (2007) Introduction: ADHD in an adolescent Finish population. J Am Acad Child Adolesc Psychiatry 46:1573–1574

Spröber N, Grieb J, Ludolph A, Hautzinger M, Fegert JM (2010) SAVE – ein kognitiv-verhaltenstherapeutisches Gruppentherapieprogramm für Jugendliche mit ADHS: Eine Pilotstudie. Nervenheilkunde 29:44–51

Stice E, Shaw H, Bohon C, Nathan Marti C, Rhode P (2009) A meta-analytic review of depression prevention programs for children and adolescents: factors that predict magnitude of intervention effects. J Consult Clin Psychol 77:486–503

Wendlandt (2002) Therapeutische Hausaufgaben: Materialien für die Eigenarbeit und Selbsttraining. Eine Anleitung für Therapeuten, Betroffene, Eltern und Erzieher. Thieme, Stuttgart

Wolraich ML, Wibbelsman CJ, Brown TE, Evans SW, Gotlieb EM, Knight JR, Ross EC, Shubiner HH, Wender EH, Wilens T (2005) Attention-deficit/hyperactivity disorder among adolescents: a review of the diagnosis, treatment and clinical implication. Pediatrics 115:1734–1746

Praktischer Teil

Sitzung 1: Kennenlernen

N. Spröber et al., *SAVE – Strategien für Jugendliche mit ADHS,*
DOI 10.1007/978-3-642-38362-5_3, © Springer-Verlag Berlin Heidelberg 2013

3.1   Schwerpunktthemen

- Kennenlernen der Teilnehmer
- Festlegen von Vereinbarungen
- Einführung ins Thema ADHS

3.2   Ablauf

Eine Übersicht zur Sitzung 1 zeigt ◘ Tab. 3.1.

3.3   Themen der Sitzung

1. Kennenlernen
2. Psychoedukation – Was ist ADHS?
3. Vorstellung der allgemeinen Sitzungsstruktur
4. Konzentrationsübung
5. Trainings- und Gruppenvereinbarungen
6. Der Trainingscoach
7. Abschluss

3.3.1   Thema 1: Kennenlernen

Ziel Die Jugendlichen sollen die Trainer und die Gruppe kennenlernen.

Methode Vortrag, interaktives Spiel

■ Vorstellung der Trainer
Die Trainer stellen sich und ihre Funktion vor und nennen Möglichkeiten zur Kontaktaufnahme außerhalb des Trainings. Die Jugendlichen werden gebeten, Handout 1 (◘ Abb. 3.1) auszufüllen.

■ Vorstellung des Sitzungsablaufs
Die Trainer stellen anhand eines Ablaufplakats/Folie (Folie 1-1, ◘ Abb. 15.2) die Themen und Zeiten der heutigen Sitzung vor.

■ Kennenlernen der Jugendlichen
Die Jugendlichen sollen Gelegenheit erhalten, sich kennenzulernen. Dazu haben die Trainer die Möglichkeit, ein Kennenlernspiel (▶ Kap. 14) auszuwählen und durchzuführen.

Anschließend werden die Teilnehmer gebeten, ein Namensschild zu beschriften.

3.3.2   Thema 2: Psychoedukation – Was ist ADHS?

Ziel Die Teilnehmer sollen die Symptome von ADHS benennen können, eigene Symptome und deren Bedeutung für den Alltag erkennen und beschreiben, Möglichkeiten einer positiven Entwicklung ableiten.

Methode Interaktive Diskussion anhand eines Filmbeispiels, Übung, Kurzvortrag, Diskussion

■ Welche Symptome gehören zu ADHS?
Zur Einführung wird den Teilnehmern ein Film über ADHS bzw. mit Bezug zu ADHS gezeigt (Beispiele ◘ Tab. 3.1). Anschließend wird dieser besprochen.

Für den Trainer Hilfreiche Fragen zur Diskussion sind:
- „Welche Schwierigkeiten werden dargestellt, die mit ADHS verbunden sind?"
- „Was wusstet ihr schon über ADHS?"
- „Was war neu?"
- „Was fiel Euch auf?"

Ein Trainer/oder ein Jugendlicher schreibt die Antworten der Jugendlichen bezüglich der Schwierigkeiten des im Film dargestellten Jugendlichen auf die Flipchart. Die Jugendlichen werden gebeten, sich bezüglich der Ausprägung der Symptome einzuschätzen (Handout 2 a; ◘ Abb. 3.2). Jeder Jugendliche soll anschließend seine Einschätzung in der Gruppe vorstellen.

■ ADHS im Alltag
Für den Trainer „Jeder Einzelne von Euch hat gerade eine unterschiedliche Ausprägung der ADHS-Symptome angegeben. Diese schränken Euch vermutlich mehr oder weniger in Eurem Alltag ein. Bitte überlegt und notiert, in welchen Lebensbereichen ihr aufgrund der Symptomatik Schwierigkeiten habt. Welcher Art sind die Schwierigkeiten?"

Der Trainer verweist auf das Handout 2 b (◘ Abb. 3.3), das von den Jugendlichen auszufüllen ist.

Die Jugendlichen tauschen sich anschließend über die Einschränkungen im Alltag durch die ADHS-Symptomatik aus.

Für den Trainer „ADHS zu haben bedeutet jedoch nicht, dass jeder nur Schwierigkeiten und Misserfolge im Leben haben wird. Es gibt berühmte und sehr erfolgreiche Menschen, bei denen man vermutet, dass sie ADHS hatten, bzw. von denen man weiß, dass sie ADHS haben (Handout 2 b; ◘ Abb. 3.3). Ein paar Beispiele sind auf Eurem Arbeitsblatt abgebildet. Wichtig ist, dass ihr Euch immer auch klarmacht, welche Stärken ihr habt. Unter ‚Stärken'

◻ Tab. 3.1 Übersicht über Sitzung 1

	Thema	Konkreter Ablauf	Benötigte Materialien	Zeit (min)[a]
1	Kennenlernen	– Vorstellung der Trainer – Vorstellung des Sitzungsablaufs – Kennenlernen der Jugendlichen anhand eines Spiels (frei wählbar, ▶ Kap. 14)	– Handout 1 (◻ Abb. 3.1) – Folie 1-1 (◻ Abb. 15.2) – Namensschild	30
2	Psychoedukation – Was ist ADHS?	– Welche Symptome gehören zu ADHS? – ADHS im Alltag	– Film[b] – Flipchart – Handout 2 a (◻ Abb. 3.2) – Handout 2 b (◻ Abb. 3.3)	30
3	Vorstellung der allgemeinen Sitzungsstruktur	– Blitzlicht – Wiederholung der Themen und Alltagsaufgaben – Tagesordnung – Gestaltung der Themen – Pause – Actionspiel/Konzentrationsübung – Zielklärung – Dauer	– Folie 1-2 (◻ Abb. 15.3) – Handout 3 (◻ Abb. 3.4)	15
4	Konzentrationsübung	– Frei wählbar (▶ Kap. 14)	–	5
5	Trainings- und Gruppenvereinbarungen	– Festlegen von Regeln zur Zusammenarbeit – Erläuterung einzelner Signale – Punktesystem	– Handout 4 (◻ Abb. 3.5) – Folie 1-3 (◻ Abb. 15.4)[c]	15
6	Der Trainingscoach	– Aufgaben und Funktion des Trainingscoaches (Einbeziehen einer Vertrauensperson)	–	5
7	Abschluss	– Feedback (optional) – Alltagsaufgaben – Blitzlicht (frei wählbar, ▶ Kap. 14)	– Fragebogen (◻ Abb. 15.1, optional) – Handout 5 (◻ Abb. 3.6)	10

[a] Dauer der Sitzung: ca. 120 min (inklusive Pause)
[b] Vorschläge für Filme: Högl B (2006) Störfälle? Teil IV – Chaos und Kontrolle (Jugendliche und Erwachsene mit ADHS). media-versand; Institut für Neue Medien GmbH, 8 bar (2009) Johnny Hurricane. Novartis
[c] In die Folie 1-3 (◻ Abb. 15.4) werden in jeder Sitzung die erreichten Punkte der Jugendlichen eingetragen.

oder ‚Ressourcen' versteht man die Fähigkeiten und Fertigkeiten einer Person (z. B. Kommunikationsfähigkeit, Kreativität, Mut, Problemlösefertigkeiten), aber auch Ressourcen der Umgebung (z. B. ein gutes soziales Netz, Anerkennung in einem Sportverein). In einer Therapie geht es darum, die Stärken einer Person zu fördern, neue Fertigkeiten zu vermitteln und Problemverhaltensweisen zu reduzieren. In SAVE könnt ihr lernen, Euch besser zu organisieren, zu planen, Euch zu strukturieren, Ablenkungen zu reduzieren, die Aufmerksamkeitsspanne zu verlängern, gelassener und bedachter zu reagieren und Probleme wirkungsvoll zu lösen. Bitte schreibt nun alle Stärken auf, die Euch einfallen."

Die Jugendlichen tragen ihre Stärken in das Handout 2 b (◻ Abb. 3.3) ein und tauschen sich anschließend über diese aus.

Für den Trainer „Manchmal wird sogar darüber nachgedacht, ob bestimmte Verhaltensweisen, die ihr als ADHS-Symptomatik kennengelernt habt, und von denen ihr gesagt habt, dass sie Euch im Alltag einschränken, unter bestimmten günstigen Voraussetzungen auch als Stärke angesehen werden können. Ich gebe Euch zwei Beispiele: ‚unüberlegtes Handeln = Risikobereitschaft', ‚Unruhe = voller Energie sein'."

Der Trainer fordert die Jugendlichen dazu auf, die zuvor auf der Flipchart notierten Problemverhaltensweisen und auch eigene positiv umzudeuten.

3.3.3 Thema 3: Vorstellung der allgemeinen Sitzungsstruktur

Ziel Die Teilnehmer sollen die Sitzungsstruktur benennen können.

Methode Kurzvortrag, Diskussion

Die Trainer stellen die Sitzungsstruktur und die einzelnen Elemente und Themen der Sitzungen/des Trainings vor (Folie 1-2, ◘ Abb. 15.3).

Für den Trainer „Jede SAVE-Sitzung wird mit gleicher Struktur ablaufen. Wir wollen Euch jetzt den Ablauf vorstellen und einzelne Elemente beschreiben, die in den Sitzungen vorkommen werden."

■ **Blitzlicht**

Für den Trainer „Zu Beginn und am Ende des Trainings wird ein ‚Blitzlicht' durchgeführt. Ziel ist die Erfassung der aktuellen Stimmungslage. Gleichzeitig habt ihr kurz die Möglichkeit, Euch zu sammeln und auf das Training einzulassen bzw. am Ende nochmals zu überlegen, wie es Euch geht. Das Blitzlicht wird ganz unterschiedlich durchgeführt, wir haben dazu verschiedene Ideen, sodass es immer abwechslungsreich sein wird."

■ **Wiederholungen und Alltagsaufgaben**

Für den Trainer „Bevor wir in ein neues Thema einsteigen, werden wir die wichtigsten Punkte der vergangenen Sitzung kurz wiederholen. Anschließend könnt ihr die Erledigung Eurer Alltagsaufgaben besprechen. Das Ziel dieses Trainings ist es nämlich nicht nur, Euch neue Informationen zu geben, sondern Euch zu helfen, diese in Euren Alltag einzubauen. Deshalb ist es ganz entscheidend, dass ihr die im Training vermittelten Ideen zu Hause ausprobiert. Wir geben am Ende jeder Sitzung sog. ‚Alltagsaufgaben' auf. Teilnehmer, die diese regelmäßig durchführen profitieren, am meisten von dem Training (sonst bleibt alles einfach Theorie!). Zu Beginn der darauf folgenden Sitzung könnt ihr Euch über die Alltagsaufgabe austauschen (Was lief gut? Was war schwierig? Wie hilfreich war es?). Verschiedene Aufgaben (z. B. das Führen eines Terminkalenders) werden während des ganzen Trainings weitergeführt. Wir nennen die Alltagsaufgabe am Ende jeder Sitzung, sie stehen aber auch auf Euren Arbeitsblättern, sodass ihr zu Hause nachschauen könnt, wenn ihr sie vergessen haben solltet. Ihr findet sie auf dem Handout 3 (◘ Abb. 3.4)."

■ **Tagesordnung**

Für den Trainer „Für jede Sitzung gibt es eine Tagesordnung, die möglichst genau eingehalten wird. In dieser ist festgelegt, welche Themen behandelt werden und wie lange wir dafür brauchen. Wir versuchen, uns an diese Zeiten zu halten, damit sich jeder darauf verlassen kann, dass wir pünktlich beginnen und enden. Am Ende jeder Sitzung planen wir einen kleinen Zeitpuffer ein, damit Fragen/Kommentare, auf die zuvor nicht ausreichend eingegangen werden konnte, Raum haben."

■ **Zielklärung**

Für den Trainer „In Sitzung 1 und 2 werdet ihr Ziele festlegen, die ihr im Verlauf des Trainings erreichen wollt. Wir werden am Ende jeder Sitzung einen Blick auf Eure Ziele werfen und überlegen, ob die in dieser Sitzung vermittelten Strategien zur Zielerreichung hilfreich sind. Hierzu verwenden wir das Handout 3 (◘ Abb. 3.4)."

■ **Gestaltung der Themen**

Für den Trainer „Die einzelnen Themen werden sehr unterschiedlich gestaltet. Mögliche Methoden: Einführung durch einen Film, Cartoons, Diskussion, Verhaltensexperimente (d. h. Ausprobieren) und Übungen, Rollenspiele."

■ **Pause**

Für den Trainer „Ungefähr nach der Hälfte der Sitzung wird eine 15-minütige Pause gemacht. Bei Bedarf können auch zusätzlich kürzere Pausen eingeplant werden."

■ **Actionspiele**

Für den Trainer „In jeder Sitzung wird ein Actionspiel (► Kap. 14) durchgeführt. Die Actionspiele haben verschiedene Ziele, z. B. die Konzentration wiederherzustellen, den Kopf frei zu bekommen, sich besser kennenzulernen, Spaß miteinander zu haben. Damit ihr wisst, was wir meinen, führen wir gleich zusammen ein kurzes Actionspiel (frei wählbar, ► Kap. 14) durch."

■ **Konzentrationsübung**

Für den Trainer „In jeder Sitzung wird außerdem eine kurze Konzentrationsübung vorgestellt und durchgeführt. Es handelt sich dabei um Möglichkeiten, wie ihr im Alltag Eure Konzentration steigern könnt, wenn ihr merkt, dass ihr gedanklich abdriftet oder unruhig werdet. Diese Übungen könnt ihr am Ende jeder Sitzung für Euch auswerten. Hierzu dient Handout 3 (◘ Abb. 3.4)."

■ **Fragebogen (optional)**

Für den Trainer „Am Ende jeder Sitzung bitten wir Euch um ein kurzes schriftliches Feedback (Rückmeldung) über die Sitzung. Wie bereits bei der Diagnostik besprochen, werden wir Euch auch in größeren Abständen Fragebogen vorlegen und für Eure Eltern mitgeben, die ihr ganz zu Beginn schon einmal ausgefüllt habt. Dies hilft uns, einschätzen zu können, ob ihr von dem Trainingsprogramm profitiert."

❱ Das Feedback ist optional! Die Trainer entscheiden selbst, wie ausführlich sie ein Feedback durchführen wollen.

■ **Sitzungsdauer**

Für den Trainer „Jede Sitzung dauert inklusive Pause ca. 120 min (2 Stunden)."

■ **Aufbau der Themen**

Für den Trainer „Es kann immer nur ein Thema nach dem anderen bearbeitet werden. Also kann es sein, dass das Thema, das Euch am meisten interessiert, z. B. erst in Sitzung 5 behandelt wird. Der Aufbau der Sitzungen ist aber genau überlegt, und es ist wichtig, dass ihr auch bei den anderen Themen gut mitarbeitet und mitdenkt. Manchmal werdet ihr feststellen, dass ihr bezüglich einer bestimmten Sache (z. B. Chaosorganisation) bereits sehr gute Ideen habt (z. B. benutzt ihr schon lange einen Terminkalender); das ist super, denn dann könnt ihr Eure Ideen und Tipps an dieser Stelle an die anderen weitergeben. In Handout 3 (◨ Abb. 3.4) sind alle Themen aufgelistet. Bitte hört gut zu und notiert nun die Termine."

Die Trainer nennen die Termine der Sitzungen, schreiben sie parallel an die Tafel/an die Flipchart; die Jugendlichen sollen diese notieren.

3.3.4 Thema 4: Konzentrationsübung

Die Konzentrationsübung ist frei wählbar (▶ Kap. 14).

3.3.5 Thema 5: Trainings- und Gruppenvereinbarungen

Ziel Es sind Vereinbarungen für eine funktionierende Gruppe auszuwählen, die von allen getragen und eingehalten werden können; es werden Möglichkeiten und Grenzen einer Gruppe abgeleitet.

Methode Kurzvortrag, Diskussion

Die Grundregeln werden von den Trainern vorgeschlagen. Ergänzende Regeln sollen von den Teilnehmern selbst hinzugefügt werden.

An dieser Stelle können die Möglichkeiten der Gruppe nochmals angesprochen werden, z. B. Probleme teilen, voneinander lernen, sich gegenseitig unterstützen und überprüfen, gutes Übungsfeld haben. Es werden auch allgemeine Trainingsvereinbarungen geschlossen.

■ **Festlegen von Regeln zur Zusammenarbeit**

Für den Trainer „Jede Gruppe benötigt ihre Regeln im Umgang miteinander. Einige Regeln gelten als Grundregel in der Arbeit mit Gruppen, diese stellen wir Euch gleich vor (Handout 4; ◨ Abb. 3.5). Bitte denkt gut mit! Wenn es weitere Regeln gibt, die ihr wichtig findet, könnt ihr diese nennen, und wir diskutieren darüber, ob wir die Regel aufnehmen wollen."

Die Trainingsvereinbarungen werden gelesen (leise oder laut). Offene Fragen können geklärt werden.

■ **Erläuterung einzelner Signale**

Die Trainer erläutern die Regeln bezüglich gelber/roter Karten bei Störungen.

Für den Trainer „Um Störungen und Unruhe zu vermeiden, werden wir folgendermaßen vorgehen: Wenn ein Teilnehmer z. B. stört, indem er während des Trainings mit seinem Handy spielt, dann werden wir sie/ihn zunächst auffordern, zuzuhören/mitzumachen. Unterbricht derjenige sein Störverhalten nicht oder tritt es wiederholt auf, so bekommt er die ‚gelbe Karte‘ vor sich hingelegt. Arbeitet derjenige dann mit, ist das super. Stört sie/er erneut, erhält sie/er die ‚rote Karte‘. Diese Karte ist damit verbunden, dass derjenige beim nächsten Mal etwas für die Gruppe tun muss (z. B. einen Kuchen mitbringen, sich ein Spiel überlegen und durchführen)."

Daneben gibt es ein festes Handzeichen, dessen Funktion erklärt wird.

Für den Trainer „Dann findet ihr auf Eurer Vereinbarung noch das ‚Ruhe-Handzeichen‘. Das Handzeichen (flache Hand nach oben strecken) soll das Signal dafür sein, dass alle ruhig werden. Während die gelben und roten Karten ausschließlich von den Trainern ausgegeben werden, kann jeder das Ruhe-Handzeichen starten. Wenn es also einem von Euch zu laut, zu unruhig ist, dann streckt er die flache Hand nach oben; jede andere Person, die das sieht, wird ruhig, streckt die Hand nach oben."

Es werden weitere Signale vorgestellt, die fester Bestandteil der Sitzungen sind. Die Trainer können auch andere Signale als die hier beschriebenen verwenden, sie sollen an dieser Stelle jedoch verbindlich festgelegt werden.

Für den Trainer „Weitere Signale, die für uns wichtig sind:
▬ Eine Triangel kündigt den Stuhlkreis an,
▬ ein Gong/Paukenschlag die Arbeit an Arbeitstischen,
▬ die Pause wird durch Musik angekündigt."

■ **Punktesystem**

Für den Trainer „Zuletzt ist noch beschrieben, dass ihr für das Erledigen der Alltagsaufgaben gemeinsam mit der Gruppe Punkte sammeln könnt. Jeder, der die Alltagsaufgabe erledigt hat, erhält einen Punkt. Wenn ihr zusammen eine bestimmte Anzahl Punkte gesammelt habt, dann erwartet Euch eine Belohnung."

Die Trainer müssen hier – je nach Anzahl der Teilnehmer in einer Gruppe – festlegen, wie viele Punkte die Gruppe sammeln muss (▶ Abschn. 2.3). Die Punkte werden zu den jeweiligen Sitzungen in Folie 1-3 (◨ Abb. 15.4) eingetragen.

Für den Trainer „Die Belohnung vereinbaren wir beim nächsten Mal gemeinsam (z. B. die Trainer bringen zur letzten Sitzung Eis mit). Hat jemand die Alltagsaufgabe nicht erledigt, wird das notiert; sie/er hat die Möglichkeit, dies bis zum nächsten Mal nachzuholen. Wenn dies nicht erfolgt, dann ist ein Punkt für die Gruppe verloren. Seid ihr so weit einverstanden? Wollt ihr weitere Regeln ergänzen?"

❯ Die Teilnehmer können Regeln ergänzen, die ihnen wichtig sind (diese sollten dann alle Teilnehmer zusätzlich auf ihrer Vereinbarung notieren). Die Vereinbarungen werden von den Teilnehmern und den Trainern unterschrieben.

3.3.6   Thema 6: Der Trainingscoach

Ziel Die Teilnehmer sollen erklären können, welche Funktion ein Trainingscoach hat, sollen eine Vertrauensperson auswählen.

Methode Interaktiver Kurzvortrag

- **Aufgaben und Funktion des Trainingscoaches (Einbeziehen einer Vertrauensperson)**

Für den Trainer „Wir nähern uns dem Ende der heutigen Sitzung, es ist nur noch ein Punkt offen, den wir gerne besprechen wollen: Während der nächsten Monate werdet ihr viele neue Strategien kennenlernen, die Euch helfen sollen, besser mit den von Euch beschriebenen Verhaltensproblemen umzugehen. Dafür müssen alte Gewohnheiten abgelegt und neue Verhaltensweisen erlernt werden. Dies alleine zu managen, ist nicht immer ganz einfach. Aus dem Sport kennen wir die Person eines ‚Trainers/Coaches'. Der Trainer oder Coach hilft Sportlern, ihre Ziele festzulegen und diese auch zu erreichen. Damit ihr Eure Ziele während des Trainingsprogramms besser erreichen könnt, schlagen wir Euch vor, dass ihr Euch einen persönlichen Trainingscoach sucht, der Euch unterstützt. Diese Person kann ein Familienmitglied oder eine andere wichtige Bezugsperson sein. Der Traingscoach wird zur nächsten Sitzung eingeladen und ihr besprecht gemeinsam die Ziele. Ein Ziel sollt ihr Euch aussuchen, das ihr während des Trainings gemeinsam mit dem Coach erreichen wollt. In der darauf folgenden Woche kommt der Coach alleine zu uns. Der Coach erhält nach jeder Sitzung Informationen über das Trainingsprogramm, sodass ihr gemeinsam die Strategien üben und umsetzen könnt."

Die Weitergabe der Informationen an den Trainingscoach erfolgt per E-Mail oder Post und wird persönlich mit diesem vereinbart.

3.3.7   Thema 7: Abschluss

- **Feedback (optional)**

Für den Trainer „Wir bitten Euch, am Ende des Trainings einen Fragebogen (◘ Abb. 15.1) auszufüllen. Mithilfe der Fragebogen erhalten wir eine Rückmeldung über das Training. Bitte nehmt Euch die Zeit, die Fragen in Ruhe und ehrlich zu beantworten."

- **Alltagsaufgaben**

Für den Trainer „Zur Vorbereitung der nächsten Sitzung möchten wir Euch bitten, Euch vorzustellen, wie ein Tag in Eurem Leben aussehen würde, wenn ihr die ADHS-Symptomatik so verändert habt, wie ihr wollt. Die Aufgabe ist auf Handout 5 (◘ Abb. 3.6) erläutert. Bitte lest Euch die Aufgabe durch."

Wenn die Jugendlichen die Aufgabe gelesen haben, gibt der Trainer ein Beispiel.

Für den Trainer „Es könnte also sein, dass einer von Euch schreibt: ‚Ich wache direkt beim Klingeln meines Weckers auf und stehe dann auch auf. Meine Schulsachen habe ich bereits am Abend zuvor erledigt, in meinem Zimmer herrscht einigermaßen Ordnung. Im Bad halte ich meine Morgenroutine ein, komme pünktlich zum Frühstück, kann in Ruhe frühstücken, gehe dann pünktlich aus dem Haus und erreiche meinen Bus.' Und so weiter. Wichtig ist, dass ihr Euch nicht ausmalt, was nicht mehr so sein wird, sondern wie es dann ist, also positive Verhaltensweisen nennt. Gibt es Fragen?"

Offene Fragen werden bei Bedarf geklärt.

Für den Trainer „Als zweite Aufgabe sollt ihr Euch einen Trainingsordner zulegen, die heute ausgeteilten Arbeitsblätter einordnen und ihn beim nächsten Mal – und überhaupt zu jeder Sitzung – mitbringen. Darüber hinaus bitten wir Euch, zur nächsten Sitzung Euren Trainingscoach mitzubringen. Alle Alltagsaufgaben könnt ihr auf Handout 3 (◘ Abb. 3.4) nachlesen. Fragen dazu?"

- **Blitzlicht**

Die Trainer dienen hier als Modell und beenden die Sitzung 1 mit einem persönlichen Blitzlicht. Die Teilnehmer folgen dann reihum. Das Blitzlicht ist frei wählbar (▶ Kap. 14).

❯ Regel: Das Blitzlicht bleibt sowohl von den Trainern als auch von den Teilnehmern unkommentiert.

3.4   Handouts für Sitzung 1

Handout 1	Kontaktdaten	◪ Abb. 3.1
Handout 2 a	Was ist ADHS?	◪ Abb. 3.2
Handout 2 b	ADHS und der Alltag	◪ Abb. 3.3
Handout 3	SAVE – Sitzungsüberblick	◪ Abb. 3.4
Handout 4	Vereinbarung	◪ Abb. 3.5
Handout 5	Ein Wunder …	◪ Abb. 3.6

SAVE – Strategien zur Verbesserung der Aufmerksamkeit, Verhaltensorganisation und Emotionsregulation

Handout 1	Kontaktdaten

Ein Trainingsprogramm für Jugendliche mit einer Aufmerksamkeitsdefizit-/Hyperaktivitätsstörung – ADHS

So erreichst Du uns:

Name des Trainers: _____

Telefonnummer: _____

E-Mail-Adresse: _____

Am besten erreichbar zu folgenden Zeiten: _____

Name des Trainers: _____

Telefonnummer: _____

E-Mail-Adresse: _____

Am besten erreichbar zu folgenden Zeiten: _____

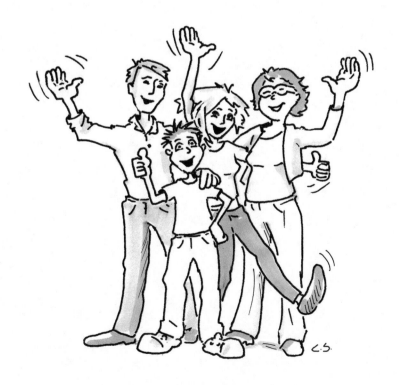

◻ **Abb. 3.1** Handout 1: Kontaktdaten

SAVE – Strategien zur Verbesserung der Aufmerksamkeit, Verhaltensorganisation und Emotionsregulation

Handout 2 a   Was ist ADHS?

Die Abkürzung ADHS steht für „Aufmerksamkeitsdefizit-/Hyperaktivitätsstörung".

Dabei handelt es sich um eine der häufigsten Erkrankungen des Kindes- und Jugendalters (ca. 4–5 % sind betroffen). Sie beginnt in der Kindheit. Heute weiß man, dass bis zu zwei Drittel der betroffenen Kinder – wenn ADHS nicht behandelt wurde – auch als Jugendliche und Erwachsene noch ADHS-Symptome (oder zumindest einige davon) haben.

Zu ADHS gehören drei verschiedene Symptombereiche:

1. Unaufmerksamkeit
2. Impulsivität
3. Hyperaktivität

Die einzelnen Verhaltensweisen sind bei jedem unterschiedlich stark ausgeprägt. Dabei kann man

- eine einfache Aufmerksamkeitsstörung haben (alle drei Symptombereiche sind ausgeprägt) oder
- eine Aufmerksamkeitsstörung ohne Hyperaktivität (hierbei fallen v. a. die Symptome der Unaufmerksamkeit ins Gewicht).
- Manche Menschen mit ADHS zeigen zusätzlich ein auffälliges Sozialverhalten (z. B. haben sie Konflikte mit dem Gesetz, schwänzen die Schule, verhalten sich aggressiv, halten sich nicht an Regeln, streiten viel); dann spricht man von einer hyperkinetischen Störung des Sozialverhaltens.

Bitte kreuze an, ob die einzelnen Symptome bei Dir vorliegen:

	Ja	Nein
Symptome der Unaufmerksamkeit		
– Leichte Ablenkbarkeit	( )	( )
– Organisationsprobleme	( )	( )
– Rasches Empfinden von Langeweile	( )	( )
– Erschwerte Umstellungsfähigkeit	( )	( )
– Planungsprobleme	( )	( )
– Konzentrationsschwierigkeiten	( )	( )
– Geringe Fähigkeit, langweilige oder uninteressante Aufgaben zu erledigen	( )	( )
Symptome der Impulsivität		
– Häufiges Unterbrechen	( )	( )
– Beantworten von Fragen, die noch gar nicht zu Ende formuliert sind	( )	( )
– Mit unpassenden Kommentaren herausplatzen	( )	( )
– Handeln, ohne zu denken	( )	( )
– Dinge tun, die man später bereut	( )	( )
– Schwierigkeiten, zu warten	( )	( )
Symptome der Hyperaktivität		
– Gefühl, wie von einem inneren Motor angetrieben zu sein	( )	( )
– Rastlos sein	( )	( )
– Nicht stillsitzen können	( )	( )
– Immer auf dem Sprung sein	( )	( )
– Zappeligkeit	( )	( )

◻ Abb. 3.2 Handout 2 a: Was ist ADHS?

SAVE – Strategien zur Verbesserung der Aufmerksamkeit, Verhaltensorganisation und Emotionsregulation

Handout 2 b	ADHS und der Alltag

Wie stark die Symptome auftreten, hängt auch immer von der Situation ab, in der Du Dich befindest. Besonders bei eintönigen, länger andauernden Aufgaben, die eine hohe Konzentration verlangen, fällt es Jugendlichen mit ADHS schwer, sich konzentriert, ruhig, ausdauernd und überlegt zu verhalten.

In welchen Lebensbereichen (z.B. Familie, Freunde, Schule/Ausbildung), bei welchen Aufgaben beeinträchtigen Dich die Symptome besonders, die bei Dir vorliegen?
Hier ist Platz für Notizen:

_____

_____

_____

_____

_____

Aber Du musst dennoch nicht den Kopf hängen lassen, denn trotz des Vorhandenseins von ADHS-Symptomen kann man viel im Leben erreichen. Hilfreich für eine positive Entwicklung sind z.B. die Inanspruchnahme von wirkungsvollen Behandlungen, ein gutes soziales Netz, angemessene Problemlösestrategien, gute Kommunikationsfähigkeit und Kreativität. In SAVE kannst Du lernen, Dich zu organisieren, zu planen, zu strukturieren. Du kannst lernen, Ablenkungen zu reduzieren und die Aufmerksamkeitsspanne zu verlängern, gelassener und bedachter zu reagieren und Probleme wirkungsvoll zu lösen. Es gibt sogar berühmte Menschen, von denen man vermutet, dass sie ADHS hatten, bzw. von denen man weiß, dass sie ADHS haben. Dazu gehören z.B. das Wunderkind Mozart, der Computermilliardär Bill Gates, der Schauspieler Will Smith und der Basketballspieler Michael Jordan.

Wichtig ist immer, dass Du Dir auch Deine Stärken – dazu gehören Deine Fähigkeiten/Fertigkeiten, aber auch positive Faktoren Deiner Umgebung – klarmachst.

Bitte notiere hier alle Stärken, die Dir einfallen:

_____

_____

_____

_____

_____

◻ **Abb. 3.3** Handout 2 b: ADHS und der Alltag

SAVE – Strategien zur Verbesserung der Aufmerksamkeit, Verhaltensorganisation und Emotionsregulation

Handout 3 a	SAVE – Sitzungsüberblick

Die Trainingsgruppe findet jeden _____ um _____ Uhr statt.

Thema	Alltagsaufgaben	Notizen
Sitzung 1 Kennenlernen am: _____	– „Wundertag" beschreiben (Handout 5, ◻ Abb. 3.6) – Trainingsordner besorgen, Unterlagen einheften – Trainingscoach zu Sitzung 2 mitbringen	Welche Konzentrationsübung wurde durchgeführt? Wie hilfreich war die Konzentrationsübung (Note 1–6)?
Sitzung 2 Mein Weg am: _____	– Terminkalender und Notizbuch besorgen und mitbringen – Bergbild (Handout 8, ◻ Abb. 4.4) gemeinsam mit dem Trainingscoach ausfüllen	Rückmeldung zu meinen Alltagsaufgaben: Punkt bekommen? Welche Konzentrationsübung wurde durchgeführt? Wie hilfreich war die Konzentrationsübung (Note 1–6)?
Sitzung mit den Trainingscoaches	– Die Rolle des Trainingscoaches	(Der Termin wird in Sitzung 2 vereinbart.)
Sitzung 3 Problemlösen und Chaosorganisation 1 am: _____	– Terminkalender/Notizbuch nutzen (Handout 10, ◻ Abb. 6.3) – Aktionsplan erstellen (Handout 9 a, ◻ Abb. 6.1; Handout 9 b, ◻ Abb. 6.2), Bergfest planen – An eigenem Ziel weiterarbeiten	Rückmeldung zu meinen Alltagsaufgaben: Punkt bekommen? Welche Konzentrationsübung wurde durchgeführt? Wie hilfreich war die Konzentrationsübung (Note 1–6)? Wie weit bin ich bei der Zielerreichung (0–100 %)?
Sitzung 4 Chaosorganisation 2 am: _____	– Notizbuch, Terminkalender führen – Aktionsplan für Bergfest erstellen (Handout 9 a, ◻ Abb. 6.1; Handout 9 b, ◻ Abb. 6.2) – Aufgabenliste erstellen (Handout 13, ◻ Abb. 7.3; Handout 14, ◻ Abb. 7.4) – An eigenem Ziel weiterarbeiten	Rückmeldung zu meinen Alltagsaufgaben: Punkt bekommen? Welche Konzentrationsübung wurde durchgeführt? Wie hilfreich war die Konzentrationsübung (Note 1–6)? Wie weit bin ich bei der Zielerreichung (0–100 %)?

◻ **Abb. 3.4** Handout 3: SAVE – Sitzungsüberblick

SAVE – Strategien zur Verbesserung der Aufmerksamkeit, Verhaltensorganisation und Emotionsregulation

Handout 3 b	SAVE – Sitzungsüberblick	

Thema	Alltagsaufgaben	Notizen
Sitzung 5 Chaosorganisation 3 und Bergfest am: _____	– Notizbuch, Terminkalender führen – Aufgabenliste führen – Aktionsplan für Ablagesystem erstellen (Handout 9 a, ◩ Abb. 6.1; Handout 9 b, ◩ Abb. 6.2) und das Ablagesystem fotografieren – An eigenem Ziel weiterarbeiten	Rückmeldung zu meinen Alltagsaufgaben: Punkt bekommen? Welche Konzentrationsübung wurde durchgeführt? Wie hilfreich war die Konzentrationsübung (Note 1–6)? Wie weit bin ich bei der Zielerreichung (0–100 %)?
Sitzung 6 Aufmerksamkeit 1 am: _____	– Notizbuch, Terminkalender, Aufgabenliste führen – Berechnung der Aufmerksamkeitsspanne (Handout 16, ◩ Abb. 9.1) – Verzögerung der Ablenkung (Handout 17, ◩ Abb. 9.2) – An eigenem Ziel weiterarbeiten	Rückmeldung zu meinen Alltagsaufgaben: Punkt bekommen? Welche Konzentrationsübung wurde durchgeführt? Wie hilfreich war die Konzentrationsübung (Note 1–6)? Wie weit bin ich bei der Zielerreichung (0–100 %)?
Sitzung 7 Aufmerksamkeit 2 am: _____	– Notizbuch, Terminkalender, Aufgabenliste führen – Erinnerungshilfen/Alarmsystem etablieren – Arbeitsumgebung umgestalten (Handout 18, ◩ Abb. 10.1) und fotografieren – An eigenem Ziel weiterarbeiten	Rückmeldung zu meinen Alltagsaufgaben: Punkt bekommen? Welche Konzentrationsübung wurde durchgeführt? Wie hilfreich war die Konzentrationsübung (Note 1–6)? Wie weit bin ich bei der Zielerreichung (0–100 %)?

◩ **Abb. 3.4** (*Fortsetzung*) Handout 3: SAVE – Sitzungsüberblick

SAVE – Strategien zur Verbesserung der Aufmerksamkeit, Verhaltensorganisation und Emotionsregulation

Handout 3 c	SAVE – Sitzungsüberblick

Thema	Alltagsaufgaben	Notizen
Sitzung 8 Emotions-regulation 1 am: _____	– Notizbuch, Terminkalender, Aufgabenliste führen – Erinnerungshilfen/Alarmsystem etablieren – Gelassenheitsstrategien finden – An eigenem Ziel weiterarbeiten	Rückmeldung zu meinen Alltagsauf-gaben: Punkt bekommen? Welche Konzentrationsübung wurde durchgeführt? Wie hilfreich war die Konzentrationsü-bung (Note 1–6)? Wie weit bin ich bei der Zielerreichung (0–100 %)?
Sitzung 9 Emotions-regulation 2 am: _____	– Notizbuch, Terminkalender führen – Erinnerungshilfen/Alarmsystem nutzen – Gelassenheitsstrategien anwenden – An eigenem Ziel weiterarbeiten	Rückmeldung zu meinen Alltagsauf-gaben: Punkt bekommen? Welche Konzentrationsübung wurde durchgeführt? Wie hilfreich war die Konzentrationsü-bung (Note 1–6)? Wie weit bin ich bei der Zielerreichung (0–100 %)?
Sitzung 10 Selbstmanagement am: _____		Rückmeldung zu meinen Alltagsaufga-ben: Punkt bekommen? Welche Konzentrationsübung wurde durchgeführt? Wie hilfreich war die Konzentrationsü-bung (Note 1–6)? Wie weit bin ich bei der Zielerreichung (0–100 %)?

◧ **Abb. 3.4** (*Fortsetzung*) Handout 3: SAVE – Sitzungsüberblick

SAVE – Strategien zur Verbesserung der Aufmerksamkeit, Verhaltensorganisation und Emotionsregulation

Handout 4	Vereinbarung	

Für den Zeitpunkt der Gruppentherapie für Jugendliche mit ADHS „SAVE" stimme ich folgenden Grundregeln/Vereinbarungen zu:

- Ich bin verantwortlich dafür, was ich aus der Teilnahme mache.
- Mein Ziel ist es, mein Verhalten zu verändern. Dazu möchte ich meine Stärken fördern und schwierige Verhaltensweisen durch hilfreichere ersetzen.
- Ich will lernen, zu den Sitzungen pünktlich zu erscheinen und mich bei Abwesenheit vorab (mindestens 24 Stunden zuvor) zu entschuldigen.
- Mir ist bewusst, dass zweimaliges unentschuldigtes Fehlen in Folge den Ausschluss von der weiteren Teilnahme an dieser Gruppe zur Folge hat.
- Ich werde die Schweigepflicht, betreffend aller Informationen über andere Teilnehmer der Gruppe, dauerhaft einhalten.
- Eine Teilnahme an den Sitzungen unter Einfluss von Alkohol, Drogen oder nicht verordneten Medikamenten ist nicht möglich.
- Ich arbeite in jeder Sitzung so gut mit, wie ich kann. Wenn ich mich aus irgendeinem Grund „gestört" fühle und deshalb nicht gut mitarbeiten kann, spreche ich es an. Solche Störungen können bei mir liegen (z.B. ich bin unruhig, unkonzentriert), bei der Gruppe/den Trainern (z.B. ich habe das Gefühl, die anderen nehmen mich nicht ernst), am Thema (z.B. ich begreife die Inhalte nicht, das geht für mich zu schnell) oder an der Umgebung (z.B. es ist zu laut im Raum).
- Regeln: gelbe/rote Karte und Ruhe-Handzeichen. Diese bedeuten:

_____

_____

Weitere vereinbarte Signale:

_____

_____

- Ich werde die Alltagsaufgaben erledigen, denn nur so kann sich auch in meinem Alltag etwas verändern! Es ist mir klar, dass ein Nichterledigen der Alltagsaufgaben Konsequenzen zur Folge hat. Diese Konsequenzen (z.B. ich muss bis zum nächsten Mal einen Kuchen für die Gruppe backen, eine Zusatzaufgabe für die Gruppe erledigen) werden in der jeweiligen Sitzung festgelegt. Ich darf die Alltagsaufgabe bis zur nächsten Sitzung nachholen. Für erledigte Hausaufgaben gibt es 1 Punkt, die Gruppe kann gemeinsam Punkte sammeln und sie gegen eine Aktivität eintauschen (ab _____ Punkten!).
- Weitere uns wichtige Regeln:

_____

_____

_____   _____
Datum, Ort   Unterschrift Teilnehmer

_____   _____
Datum, Ort   Unterschrift Trainer 1 und Trainer 2

◻ **Abb. 3.5** Handout 4: Vereinbarung

SAVE – Strategien zur Verbesserung der Aufmerksamkeit, Verhaltensorganisation und Emotionsregulation

Handout 5	Ein Wunder …

Stell Dir vor, Du gehst nach Hause, verbringst den Abend wie gewohnt, gehst ins Bett und schläfst ein. Während Du in der Nacht schläfst, passiert ein Wunder. Du wachst am nächsten Morgen auf, und alle Deine Probleme/problematischen Verhaltensweisen wären einfach verschwunden.

Wie würde Dein Tag dann anders aussehen?

Male Dir den Tag nach dem Wunder genau aus. Beschreibe den Tag vom Aufstehen bis zum Schlafengehen ganz genau.

Folgende Fragen können helfen:

Wann würdest Du zum ersten Mal merken, dass das Wunder passiert ist? Was wäre dann anders? Was würdest Du wie anders tun?

Welche Personen in Deinem Umfeld würden merken, dass das Wunder passiert ist? Woran?

Hier ist Platz für Deine Notizen:

_____

_____

_____

_____

_____

_____

_____

_____

_____

_____

_____

_____

_____

_____

_____

_____

_____

☐ **Abb. 3.6** Handout 5: Ein Wunder …

Sitzung 2: Mein Weg

N. Spröber et al., *SAVE – Strategien für Jugendliche mit ADHS*,
DOI 10.1007/978-3-642-38362-5_4, © Springer-Verlag Berlin Heidelberg 2013

4.1 Schwerpunktthemen

— Zielplanung
— Unterstützung durch den Trainingscoach

4.2 Ablauf

Eine Übersicht zur Sitzung 2 zeigt ◘ Tab. 4.1.

4.3 Themen der Sitzung

1. Beginn
2. Vertiefen des Wissens über ADHS
3. Zielplanung Teil 1
4. Zielplanung Teil 2
5. Konzentrationsübung
6. Abschluss

4.3.1 Thema 1: Beginn

Ziel Die Teilnehmer sollen die Trainingscoaches begrüßen und kennenlernen, ihre Stimmungslage beschreiben, den heutigen Sitzungsablauf wiedergeben können, die Inhalte der letzten Sitzung wiederholen können, Alltagsaufgaben vergleichen.

Methode Interaktive Vorstellung der Trainingscoaches, Blitzlicht, Interaktion

▪ **Vorstellung der Trainingscoaches**
Für den Trainer „Herzlich willkommen an alle Jugendlichen und natürlich an die Vertrauenspersonen, unsere Trainingscoaches! Schön, dass Sie alle da sind."

Die Trainer stellen sich selbst vor mit Nennung ihres Namens und Berufs.

Für den Trainer „Wir leiten das SAVE-Training. Später wollen wir in der Sitzung genau besprechen, wie Sie die Jugendlichen bei SAVE unterstützen können. Zunächst möchten wir jedoch nur wissen, wie Sie heißen, welchen Beruf Sie ausüben und wie Sie zu dem Jugendlichen stehen, den Sie begleiten. Bitte stellen Sie sich kurz vor."

Die Trainer teilen Namensschilder aus, damit die Trainingscoaches ihre Namen aufschreiben können. Sie achten darauf, dass die Jugendlichen ihre Namensschilder ebenfalls aufgestellt haben und bitten einzelne Jugendliche, ihren Namen zu sagen, sollte der Trainingscoach sie nicht schon benannt haben.

▪ **Blitzlicht**
Für den Trainer „Nachdem sich alle kurz vorgestellt haben, möchten wir ein Blitzlicht durchführen. Blitzlicht bedeutet, dass wir erfahren, in welcher Stimmung jeder Einzelne heute hierher gekommen ist. Bitte …"

Das Blitzlicht ist frei wählbar (▶ Kap. 14).

▪ **Wiederholung der letzten Sitzung**
Die Trainer bitten die Teilnehmer, die Inhalte der letzten Sitzung zu wiederholen. Sie zeigen zur Unterstützung nochmals die Folie mit dem Sitzungsablauf von Sitzung 1 (Folie 1-1, ◘ Abb. 15.2).

▪ **Besprechung der Alltagsaufgaben**
Die Trainer bitten die Jugendlichen, die Alltagsaufgaben der vergangenen Sitzung zu zeigen (jeder Jugendliche soll seinen Ordner zeigen, seinen „Wundertag" in die Höhe halten). Die Trainer notieren (Folie 1-3, ◘ Abb. 15.4), ob die Jugendlichen die Aufgaben durchgeführt haben. Sie verweisen darauf, dass die Inhalte von Handout 5 (◘ Abb. 3.6) später genau besprochen werden.

▪ **Vorstellung des Sitzungsablaufs**
Die Trainer geben einen kurzen Überblick über die Inhalte/den Ablauf von Sitzung 2 (Folie 2-1, ◘ Abb. 15.5); mögliche Fragen können geklärt werden.

4.3.2 Thema 2: Vertiefen des Wissens über ADHS

Ziel Trainingscoaches und Teilnehmer sollen benennen können, was man unter ADHS versteht, Symptome beschreiben und von „normalen" Verhaltenschwankungen abgrenzen können; sie sollen die Entstehung und Aufrechterhaltung der Verhaltensauffälligkeit erklären und hilfreiche Behandlungsmethoden/Veränderungsmöglichkeiten ableiten können.

Methode Diskussion in Zweiergruppen, Ergebnisauswertung im Plenum

Jeder Trainingsteilnehmer bespricht gemeinsam mit seinem Trainingscoach drei Fragen und notiert die Ergebnisse der Diskussion auf den Arbeitsblättern:
1. Was ist ADHS? (Handout 6 a, ◘ Abb. 4.1)
2. Wie entsteht ADHS? (Handout 6 b, ◘ Abb. 4.2)
3. Wie kann ADHS behandelt werden? (Handout 6 c, ◘ Abb. 4.3)

Anschließend stellen die Kleingruppen ihre Ergebnisse vor, die Trainer notieren die wichtigsten Stichpunkte auf der Flipchart.

Bei der Vorstellung der Ergebnisse achten die Trainer darauf, dass bestimmte Stichpunkte zu den einzelnen

◘ Tab. 4.1 Übersicht über Sitzung 2

	Thema	Konkreter Ablauf	Benötigte Materialien	Zeit (min)ᵃ
1	Beginn	– Vorstellung der Trainingscoaches – Blitzlicht (frei wählbar, ► Kap. 14) – Wiederholung der letzten Sitzung – Besprechung der Alltagsaufgaben – Vorstellung des Sitzungsablaufs	– Folie 2-1 (◘ Abb. 15.5) – Folie 1-1 (◘ Abb. 15.2) – Folie 1-3 (◘ Abb. 15.4)	15
2	Vertiefen des Wissens über ADHS	– Definition und Symptomatik – Entstehung – Behandlung	– Handout 6 a (◘ Abb. 4.1) – Handout 6 b (◘ Abb. 4.2) – Handout 6 c (◘ Abb. 4.3)	25
3	Zielplanung Teil 1	– Vor- und Nachteile einer Veränderung – Funktion der Trainingscoaches – Diskussionsrunde mit den Trainingscoaches	– Handout 7 (◘ Abb. 4.4) – Handout 5 (◘ Abb. 3.6) – Flipchart/Folie 2-2 (◘ Abb. 15.6)	25
4	Zielplanung Teil 2	– Wohin soll es gehen? – Konkrete Planung mit dem Trainingscoach	– Handout 8 (◘ Abb. 4.5)	15
5	Konzentrationsübung	– Frei wählbar (► Kap. 14)	–	5
6	Abschluss	– Feedback (optional) – Einschätzung der Konzentrationsübung – Alltagsaufgaben – Blitzlicht (frei wählbar, ► Kap. 14)	– Fragebogen (◘ Abb. 15.1, optional) – Handout 3 (◘ Abb. 3.4)	10

ᵃ Dauer der Sitzung: ca. 120 min (inklusive Pause)

Fragen auftauchen. Sollten diese nicht genannt werden, ergänzen die Trainer sie. Wichtige Stichpunkte, die im Verlauf auftauchen sollten, sind im Folgenden beschrieben.

■ **Definition und Symptomatik**

Hier sollte erläutert werden, dass es sich bei ADHS um eine psychische Erkrankung/Verhaltensauffälligkeit handelt. Die Kernsymptome (Unaufmerksamkeit, Impulsivität, Hyperaktivität) sollten spezifiziert und veranschaulicht werden. ADHS ist eine Störung, die zunächst bei Kindern diagnostiziert wurde. Zusätzlich sollte erwähnt werden, dass sich ADHS nicht „auswächst", sondern – wenn unbehandelt – auch noch im Jugend- und Erwachsenenalter fortbesteht.

In diesem Zusammenhang können die Trainer auch die Begriffe **„normal"** und **„klinisch auffällig/verhaltensauffällig"** erläutern. Dabei sollten die Trainer außerdem darauf hinweisen, dass sich jede Verhaltensauffälligkeit auf einem Kontinuum bewegt, veränderbar ist – auch die Symptome einer ADHS. Bei guter Entwicklung/Förderung/effektiver Behandlung ist es also möglich, dass sich Jugendliche mit ADHS nicht mehr klinisch beeinträchtigt fühlen.

■ **Entstehung**

Hier sollte das multifaktorielle Entstehungsmodell erläutert werden (Handout 7, ◘ Abb. 4.4). Dabei sollte der Zu-sammenhang zwischen neuropsychologischen Faktoren (Aufmerksamkeit, Inhibition, Selbstregulation) und Defiziten in kompensatorischen Strategien (Organisieren, Planen, Umgang mit Verzögern, Vermeiden, Ablenkbarkeit) verdeutlicht werden, die zu einer Funktionseinschränkung führen sowie zu einer Geschichte von Versagenserlebnissen, schwachen Leistungen und Beziehungsproblemen. Diese können dann wiederum negative Gedanken und Einstellungen provozieren und auch die Stimmungen beeinträchtigen (führen z. B. zu Depression, Schuld, Angst, Ärger). Solche Gefühlszustände (wenn sie länger anhalten) wirken sich ebenfalls auf die Fähigkeit aus, den Alltag gut bewältigen zu können (► Abschn. 1.3).

■ **Behandlung**

Das Zusammenspiel von Psychotherapie (kognitiver Verhaltenstherapie) und medikamentöser Therapie sollte hier erläutert werden. An dieser Stelle sollten die Teilnehmer und die Traingscoaches auch die Möglichkeit haben, Fragen zu Behandlungen und deren Effektivität zu stellen (► Abschn. 1.5).

4.3.3   Thema 3: Zielplanung Teil 1

Ziel Die Jugendlichen sollen die von ihnen angestrebten Verhaltensänderungen konkret beschreiben, die Rolle der Trainingscoaches soll benannt werden können, Vor- und

Nachteile von Verhaltensänderungen sollen abgewogen werden.

Methode Interaktive Erarbeitung anhand der vorbereiteten Alltagsaufgabe; Kurzvortrag, Diskussion

■ **Vor- und Nachteile einer Veränderung**
Die Trainingsteilnehmer stellen ihren „Wundertag" (Handout 5, ◘ Abb. 3.6) vor. Am Ende sollte jeder konkret vor Augen haben, wie der Tag der einzelnen Teilnehmer aussehen würde, wenn die für sie belastenden Verhaltensweisen in gewünschter Weise verändert wären.

❯ Es ist notwendig und wichtig, dass die Trainer während der Beschreibung durch die Jugendlichen sehr konkret nachfragen und Verhaltensweisen spezifizieren.

Wenn ein Teilnehmer z. B. Folgendes vorliest: „Ich würde aufstehen, dann in die Schule gehen usw.", sollte der Trainer einhaken und die Verhaltensweisen spezifizieren.
Folgender Beispieldialog ist denkbar:
— Trainer: „Okay, aber wann würdest Du zum ersten Mal merken, dass etwas anders ist?"
— Teilnehmer: „Beim Aufstehen."
— Trainer: „Beschreibe genau, wie das Aufstehen dann aussieht."
— Teilnehmer: „Ich würde meinen Wecker gleich hören und nur ganz kurz liegen bleiben, dann aufstehen, ins Badezimmer gehen. Dort würde ich eine Routine haben, wie ich alles in kurzer Zeit erledige. Ich träume nicht vor mich hin und bin fertig, wenn meine Schwester ins Badezimmer will."

❯ Der Trainer achtet bei den Vorstellungen darauf, dass die Teilnehmer die Verhaltensweisen ihres „Wundertages" konkret und verhaltensnah, positiv formuliert sowie erreichbar/realistisch darstellen.

■ **Funktion der Trainingscoaches**
An dieser Stelle erläutern die Trainer die Funktion und Rolle der Trainingscoaches innerhalb des Trainings.

Für den Trainer „Vermutlich kennt ihr den Begriff des ‚Coaches' aus dem Sport. Welche Funktion haben sie da?"
Die Teilnehmer und die Trainingscoaches können hier ihre Gedanken einbringen.

Für den Trainer „Wichtig ist, dass der Trainingscoach Euch darin unterstützt, bestimmtes Verhalten zu verbessern, motiviert, bei der Findung von Lösungsmöglichkeiten hilft, Euch aber auch immer wieder in den Stärken bestärkt,

die eine Person hat. Genauso soll der Trainingscoach bei uns hier mitwirken: Ihr habt die Person ausgewählt, weil ihr dieser vertraut. Bei der Ausarbeitung Eures Wundertages habt ihr ja auch schon überlegt, was ihr erreichen wollt. Wir werden diese Ziele nachfolgend noch genauer spezifizieren. Für die Trainingscoaches werden wir einen weiteren Termin zur Teilnahme an einer Sitzung anbieten, um dann konkrete Möglichkeiten der Unterstützung gemeinsam zu überlegen."

■ **Diskussionsrunde mit den Trainingscoaches**
Die Trainer hängen ein Plakat auf, auf dem steht: „Risiken und Nebenwirkungen von Veränderungen" (alternativ Folie 2-2, ◘ Abb. 15.6). Die Trainer bitten die Teilnehmer und die Trainingscoaches, mögliche Risiken und Nebenwirkungen von Verhaltensänderungen zu benennen und miteinander zu diskutieren.

❯ Am Ende der Diskussion sollten zwei Seiten von Verhaltensänderungen herausgearbeitet worden sein:
— Anstrengung, Stress: kurzfristig eventuell negative Konsequenzen
— Chance, mögliche Lösung von Problemen: mittel- und langfristige positive Konsequenzen

4.3.4   Thema 4: Zielplanung Teil 2

Ziel Die Jugendlichen sollen gemeinsam mit den Trainingscoaches die drei wichtigsten Therapieziele identifizieren und festlegen; mögliche Hindernisse bei der Zielerreichung abwägen, Ressourcen benennen.

Methode Erarbeitung anhand eines Bildes, Diskussion zu zweit, Ergebnisdarstellung im Plenum

■ **Wohin soll es gehen?**
Die Trainer stellen Handout 8 (◘ Abb. 4.5) vor. Die Zielplanung wird als Bergbesteigung visualisiert. Die Teilnehmer haben durch die Vorstellung ihres Wundertages die Ziele (den Gipfel) bereits vorbereitet. Mit ihrem Trainingscoach sollen sie gemeinsam notieren, welche drei wichtigsten Ziele erreicht werden sollen, welche Stärken/Ressourcen der Einzelne zur Zielerreichung mitbringt, welche „äußeren" Helfer jemand hat und welche Hindernisse sich auftun können.
Die Trainer schmücken das entstandene Bergbild weiter aus. Sie erläutern, dass die Ressourcen und äußeren Helfer wie Proviant betrachtet werden können oder eine gute Ausrüstung, die jemand mitbringt, dass sich aber immer auch Hindernisse auftun können und es ganz wichtig ist, diese Hindernisse zu kennen. Sie stellen nochmals kurz

die einzelnen Bausteine des Trainings dar und setzen sie in einen Zusammenhang zur Zielerreichung.

- **Konkrete Planung mit dem Trainingscoach**
Trainingscoach und Jugendlicher arbeiten in Zweiergruppen an dem individuellen Bergbild mit den Zielformulierungen und stellen das Ergebnis später im Plenum vor.

> Die Trainer sollten darauf achten, dass Ziele positiv, verhaltensnah, realistisch sowie attraktiv zur Zielerreichung formuliert werden.

4.3.5 Thema 5: Konzentrationsübung

Die Konzentrationsübung kann frei gewählt werden (► Kap. 14).

4.3.6 Thema 6: Abschluss

- **Feedback (optional)**
Für den Trainer „Wir möchten Euch wieder bitten, einen Fragebogen (◻ Abb. 15.1) auszufüllen. Mithilfe der Fragebogen erhalten wir eine Rückmeldung über das Training. Bitte nehmt Euch die Zeit, die Fragen in Ruhe und ehrlich zu beantworten."

- **Einschätzung der Konzentrationsübung**
Die Jugendlichen sollen die durchgeführte Konzentrationsübung notieren und bewerten, wie hilfreich sie diese fanden (Handout 3, ◻ Abb. 3.4).

- **Alltagsaufgaben**
Für den Trainer „Bitte besorgt Euch bis zum nächsten Mal einen Terminkalender und ein Notizbuch. Beide sollen so groß und stabil sein, dass ihr sie ohne Probleme überall mit hinnehmen könnt. Sie sollen jedoch genügend Platz bieten, um eine Aufgabenliste und Termine so eintragen zu können, dass die Schrift noch leserlich ist! Findet eine passende Form für Euch. Es muss nicht unbedingt Papier sein. Auch ein gutes Programm, z. B. im Handy oder Palm, kann zu Eurem ständigen Begleiter werden. Als weitere Aufgabe bitten wir Euch, gemeinsam mit Eurem Coach das ‚Bergbild', also die Zielerreichung, vollständig auszufüllen."

Alle Aufgaben sind auf Handout 3 (◻ Abb. 3.4) notiert.

- **Blitzlicht**
Für den Trainer Die Trainer dienen hier als Modell und beenden die Sitzung mit einem persönlichen Blitzlicht. Die Teilnehmer folgen dann reihum. Das Blitzlicht ist frei wählbar (► Kap. 14).

> Regel: Das Blitzlicht bleibt sowohl von den Trainern als auch von den Teilnehmern unkommentiert.

4.4 Handouts für Sitzung 2

Handout 6 a	Was ist ADHS?	◻ Abb. 4.1
Handout 6 b	Wie entsteht ADHS?	◻ Abb. 4.2
Handout 6 c	Wie kann ADHS behandelt werden?	◻ Abb. 4.3
Handout 7	Kognitiv-verhaltensorientiertes Modell der Funktionsstörungen bei ADHS. (aus: Safren et al. 2009, ◻ Abb. 1, S. 13)	◻ Abb. 4.4
Handout 8	Zielformulierungen	◻ Abb. 4.5

SAVE – Strategien zur Verbesserung der Aufmerksamkeit, Verhaltensorganisation und Emotionsregulation

Handout 6 a	Was ist ADHS?	

_____

_____

_____

_____

_____

_____

_____

_____

_____

_____

_____

_____

_____

_____

_____

_____

_____

_____

_____

_____

_____

_____

_____

_____

□ **Abb. 4.1** Handout 6 a: Was ist ADHS?

SAVE – Strategien zur Verbesserung der Aufmerksamkeit, Verhaltensorganisation und Emotionsregulation	
Handout 6 b	**Wie entsteht ADHS?**

_____

_____

_____

_____

_____

_____

_____

_____

_____

_____

_____

_____

_____

_____

_____

_____

_____

_____

_____

_____

_____

_____

_____

_____

_____

◘ Abb. 4.2 Handout 6 b: Wie entsteht ADHS?

SAVE – Strategien zur Verbesserung der Aufmerksamkeit, Verhaltensorganisation und Emotionsregulation

Handout 6 c	Wie kann ADHS behandelt werden?	

_____

_____

_____

_____

_____

_____

_____

_____

_____

_____

_____

_____

_____

_____

_____

_____

_____

_____

_____

_____

_____

_____

_____

_____

□ **Abb. 4.3** Handout 6 c: Wie kann ADHS behandelt werden?

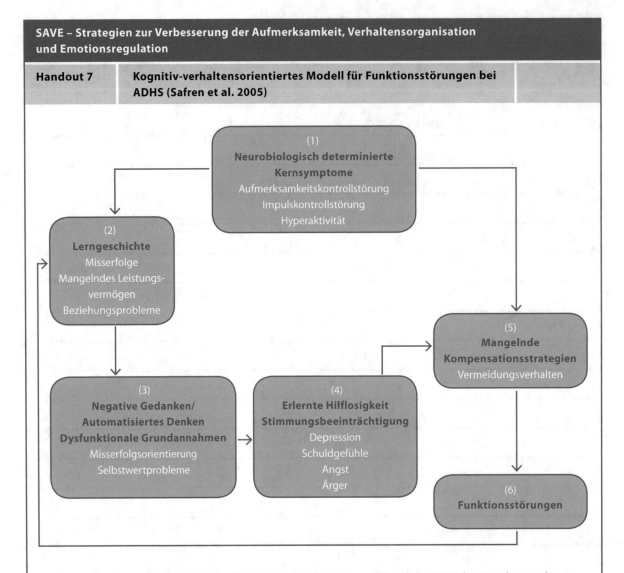

SAVE – Strategien zur Verbesserung der Aufmerksamkeit, Verhaltensorganisation und Emotionsregulation

| Handout 7 | Kognitiv-verhaltensorientiertes Modell für Funktionsstörungen bei ADHS (Safren et al. 2005) |

(1)
Neurobiologisch determinierte Kernsymptome
Aufmerksamkeitskontrollstörung
Impulskontrollstörung
Hyperaktivität

(2)
Lerngeschichte
Misserfolge
Mangelndes Leistungs-vermögen
Beziehungsprobleme

(5)
Mangelnde Kompensationsstrategien
Vermeidungsverhalten

(3)
Negative Gedanken/ Automatisiertes Denken Dysfunktionale Grundannahmen
Misserfolgsorientierung
Selbstwertprobleme

(4)
Erlernte Hilflosigkeit Stimmungsbeeinträchtigung
Depression
Schuldgefühle
Angst
Ärger

(6)
Funktionsstörungen

aus: Safren SA, Perlman CA, Sprich S, Otto MW (2009) Kognitive Verhaltenstherapie der ADHS des Erwachsenenalters. Deutsche Bearbeitung von Sobanski E, Schumacher-Stien M, Alm B. MWV, Berlin

☐ **Abb. 4.4** Handout 7: Kognitiv-verhaltensorientiertes Modell der Funktionsstörungen bei ADHS. (aus: Safren et al. 2009, Abb. 1, S. 13)

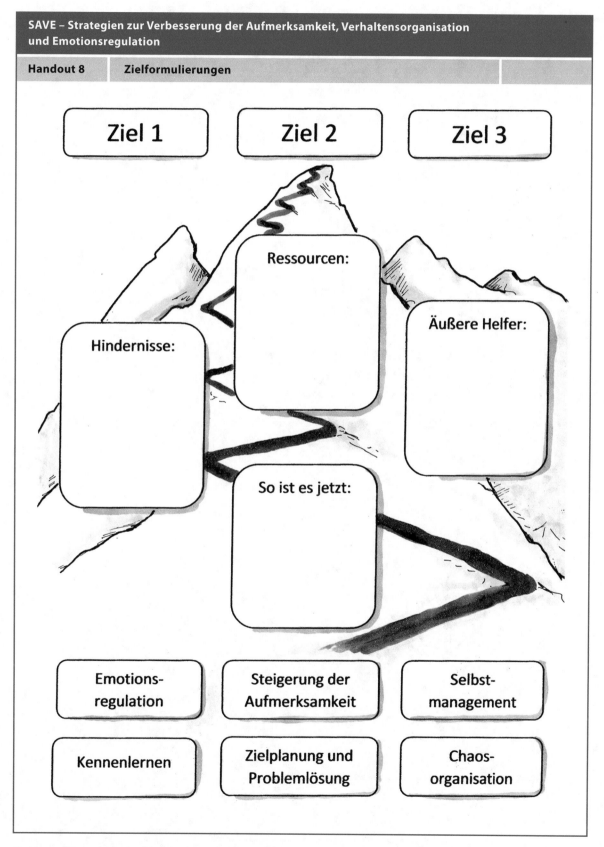

SAVE – Strategien zur Verbesserung der Aufmerksamkeit, Verhaltensorganisation und Emotionsregulation

Handout 8 **Zielformulierungen**

Ziel 1 Ziel 2 Ziel 3

Ressourcen:

Äußere Helfer:

Hindernisse:

So ist es jetzt:

Emotions-regulation

Steigerung der Aufmerksamkeit

Selbst-management

Kennenlernen

Zielplanung und Problemlösung

Chaos-organisation

☐ **Abb. 4.5** Handout 8: Zielformulierungen

Sitzung
mit den Trainingscoaches:
Die Rolle der Trainingscoaches

N. Spröber et al., *SAVE – Strategien für Jugendliche mit ADHS*,
DOI 10.1007/978-3-642-38362-5_5, © Springer-Verlag Berlin Heidelberg 2013

5.1   Schwerpunktthemen

— Rolle und Funktion des Trainingscoaches
— Problemlösen
— Unterstützungsmöglichkeiten für die Jugendlichen

5.2   Ablauf

Eine Übersicht zur Sitzung mit dem Trainingscoach zeigt ◻ Tab. 5.1.

5.3   Themen der Sitzung

1. Beginn
2. Problemlösen und Problemlöseschritte
3. Unterstützungsmöglichkeiten durch die Trainingscoaches
4. Abschluss

5.3.1   Thema 1: Beginn

Ziel Die Teilnehmer sollen ihre Stimmung beschreiben, den Sitzungsablauf benennen können, Erwartungen an die Trainingssitzung sollen formuliert werden.

Methode Blitzlicht, Diskussion, Kartenabfrage

■ Begrüßung
Die Trainer heißen die Trainingscoaches herzlich willkommen und bedanken sich für ihre Bereitschaft, mitzuarbeiten.

■ Blitzlicht
Für den Trainer „Wir möchten zunächst ein Blitzlicht durchführen und so erfahren, in welcher Stimmung jeder Einzelne heute hierher gekommen ist. Bitte …"
Das Blitzlicht ist frei wählbar (▶ Kap. 14).

■ Weshalb kann ich den Jugendlichen gut unterstützen?
In einer Diskussionsrunde können die Trainingscoaches benennen, weshalb sie ausgewählt wurden als Trainingscoach und weshalb sie gut in der Lage sind, den Jugendlichen zu unterstützen.

■ Erwartung an die Sitzung
Die Trainer schreiben an die Tafel bzw. legen eine Folie auf mit der Fragestellung: „Was soll in dieser Sitzung passieren, damit ich zufrieden nach Hause gehen kann?" (Folie Z-2, ◻ Abb. 15.8).

Sie teilen an jeden Trainingscoach jeweils zwei Karten aus und bitten darum, dass die Trainingscoaches ihre Erwartungen hier deutlich und groß aufschreiben. Wenn alle Erwartungen notiert sind, hängen die Trainingscoaches diese selbst an einer Tafel/Flipchart oder einem Plakat auf.

■ Vorstellung des Sitzungsablaufs
Die Trainer ordnen die Erwartungen der Trainingscoaches, stellen anschließend den Tagesplan vor (Folie Z-1, ◻ Abb. 15.7) und gehen dabei darauf ein, welche Erwartungen erfüllt werden können und welche nicht.

❯ Es besteht die Möglichkeit, dass die Trainer Themen aufnehmen, die die Trainingscoaches sich wünschen; diese werden dann frei gestaltet. Die Themen, die zum Problemlösen vorgestellt werden, sollten jedoch auf jeden Fall vorkommen.

5.3.2   Thema 2: Problemlösen und Problemlöseschritte

Ziel Die Trainingscoaches sollen effektive Problemlöseschritte benennen, wiedergeben und benutzen können.

Methode Diskussion, Kurzvortrag, Kleingruppenarbeit
In einer Diskussionsrunde wird zunächst überlegt: „Was ist ein Problem?" Die Teilnehmer sollen sich vorstellen, sie müssten einer Person, die vom Mars kommt und sich mit den Gegebenheiten der Erde nicht auskennt, diesen Begriff erläutern.
Die Teilnehmer sollten folgende Punkte benennen (diese müssen sonst von den Trainern ergänzt werden): Bei einem Problem handelt es sich um eine Aufgabe, deren Lösung mit Schwierigkeiten verbunden ist; erreicht werden soll, dass eine Ausgangs- in eine Zielsituation überführt wird, das Problem stellt das Hindernis dar. Probleme können unterschiedlich schwierig sein, das hängt immer von der subjektiven Wahrnehmung und den individuellen Kompetenzen ab. Aber: Fast jedes Problem kann man lösen! Dazu gibt es einfache Techniken, die hier gemeinsam erarbeitet werden sollen.
Die Trainer stellen dazu folgende Problemlöseschritte vor (Folie Z-3, ◻ Abb. 15.9; mit Verweis auf Handout 9 a, ◻ Abb. 6.1; Handout 9 b, ◻ Abb. 6.2):

■ Definition Ausgangs- und Zielzustand
In einem ersten Schritt ist es wichtig, das Problem und den Zielzustand genau zu definieren. Dann können folgende Überlegungen angestellt werden:
— Handelt es sich um ein schwieriges Problem?

■ **Tab. 5.1** Übersicht über die Sitzung mit dem Trainingscoach

	Thema	Konkreter Ablauf	Benötigte Materialien	Zeit (min)[a]
1	Beginn	– Begrüßung – Blitzlicht (frei wählbar, ▶ Kap. 14) – Weshalb kann ich den Jugendlichen gut unterstützen? – Erwartung an die Sitzung – Vorstellung des Sitzungsablaufs	– Folie Z-1 (■ Abb. 15.7) – Folie Z-2 (■ Abb. 15.8) – Karten für Kartenabfrage – Dicke Stifte	25
2	Problemlösen und Problemlöseschritte	– Definition Ausgangs- und Zielzustand – Aktivierung deklarativen Wissens – Festlegen von Lösungsmöglichkeiten und Abwägen der Vor- und Nachteile – Durchführung der ausgewählten Lösung und Evaluation	– Folie Z-3 (■ Abb. 15.9) – Handout 9 a (■ Abb. 6.1) – Handout 9 b (■ Abb. 6.2)	20
5	Unterstützungsmöglichkeiten durch die Trainingscoaches	– Konkrete Unterstützungsmöglichkeiten für die Jugendlichen	–	20
6	Abschluss	– Informationen an die Trainingscoaches – Blitzlicht	– Folie Z-4 (■ Abb. 15.10) – Folie Z-5 (■ Abb. 15.11)	10

[a] Dauer der Sitzung: ca. 85 min (inklusive Pause)

— Welche Hindernisse können auftauchen? Wie kann ich diesen Hindernissen begegnen?
— Benötige ich Unterstützung zur Lösung? Wenn ja, von wem?

■ **Aktivierung deklarativen Wissens**
Zur Überprüfung des vorbestehenden Wissens und dem Abgleich mit bereits gesammelten persönlichen Erfahrungen sind folgende Fragen geeignet:
— Habe ich ein ähnliches Problem in der Vergangenheit bereits gelöst?
— Habe ich eine andere Person bei der Lösung eines ähnlichen Problems beobachtet?
— Kann ich eine Person befragen, die ggf. gute Ideen zur Lösung hat?

■ **Festlegen von Lösungsmöglichkeiten und Abwägen der Vor- und Nachteile**
Ist das Problem hinreichend konkretisiert, dann können alle möglichen Lösungen – unbewertet! – aufgeschrieben werden. Erst danach werden die Vor- und Nachteile der einzelnen Lösungsmöglichkeiten im Hinblick auf die Zielerreichung überlegt, die Lösungen werden bewertet.
Die beste Möglichkeit wird ausgewählt und durchgeführt.

■ **Durchführung der ausgewählten Lösung und Evaluation**
Abschließend wird die Durchführung der Lösung evaluiert, ggf. schließt sich eine Rückkopplungsschleife an, wenn das Problem noch nicht zur Zufriedenheit gelöst wurde.

❯ Die Jugendlichen sollten als Alltagsaufgabe mit ihrem Trainingscoach ein konkretes Problem und Ziel definieren, das sie während des Trainings erreichen wollen. Die Trainingscoaches benennen das Ziel.

5.3.3 Thema 3: Unterstützungsmöglichkeiten durch die Trainingscoaches

Ziel Erarbeiten von konkreten Unterstützungsmöglichkeiten durch die Trainingscoaches

Methode Kleingruppenarbeit, Diskussion
Nachdem die Trainingscoaches das allgemeine Vorgehen beim Problemlösen kennengelernt haben, sollen sie für sich spezifizieren, wie sie ihrem Jugendlichen bei der Erreichung der festgelegten Trainingsziele helfen können.
Dazu gehen die Trainingscoaches jeweils zu zweit zusammen. Jeder hat die Ziele des Jugendlichen vor sich liegen. Sie überlegen sich, wie sie konkret dazu beitragen können, dass der Jugendliche das jeweils festgelegte Ziel erreicht.

Danach werden die Ideen in einer Diskussionsrunde mit den Trainern besprochen.

5.3.4   Thema 4: Abschluss

■ **Informationen an die Trainingscoaches**

Die Trainer erklären den Trainingscoaches, dass ihnen nach jeder abgeschlossenen Sitzung die Sitzungsinhalte in Form eines Informationsbriefes zugesendet werden. Hierfür werden die Trainingscoaches gebeten, ihre Kontaktdaten auf Folie Z-5 (◘ Abb. 15.11) einzutragen.

■ **Blitzlicht**

Das Abschlussblitzlicht soll dieses Mal anhand von konkreten Fragen durchgeführt werden (Folie Z-4, ◘ Abb. 15.10):

— Wie geht es mir jetzt?
— Wie zufrieden gehe ich nach Hause??
— Was ist offen?

Offene Fragen sollten an dieser Stelle beantwortet werden.

Sitzung 3: Problemlösen und Chaosorganisation Teil 1

N. Spröber et al., *SAVE – Strategien für Jugendliche mit ADHS,*
DOI 10.1007/978-3-642-38362-5_6, © Springer-Verlag Berlin Heidelberg 2013

6.1   Schwerpunktthemen

- Problemlösen
- Chaosorganisation

6.2   Ablauf

Eine Übersicht zur Sitzung 3 zeigt ◻ Tab. 6.1.

6.3   Themen der Sitzung

1. Beginn
2. Zielplanung Teil 3 – Problemlösestrategie
3. Actionspiel
4. Chaosorganisation Teil 1 – Einsatz eines Terminkalenders und Notizbuches
5. Konzentrationsübung
6. Bergfestplanung Teil 1
7. Abschluss

6.3.1   Thema 1: Beginn

Ziel Die Teilnehmer sollen ihre Stimmungslage beschreiben, den heutigen Sitzungsablauf wiedergeben, die Inhalte der letzten Sitzung wiederholen können, Alltagsaufgaben vergleichen.

Methode Blitzlicht, Diskussion, Besprechung

- **Blitzlicht**
Für den Trainer „Wie immer beginnen wir mit einem kurzen Blitzlicht. Bitte …"
    Das Blitzlicht ist frei wählbar (▶ Kap. 14).

- **Wiederholung der letzten Sitzung**
Die Trainer bitten die Teilnehmer, die Inhalte der letzten Sitzung zu wiederholen. Sie zeigen zur Unterstützung nochmals die Folie mit dem Sitzungsablauf von Sitzung 2 (Folie 2-1, ◻ Abb. 15.5).

- **Besprechung der Alltagsaufgaben**
Die Trainer bitten die Jugendlichen, die Alltagsaufgaben der vergangenen Sitzung zu zeigen (Notizbuch und Terminkalender, ausgefülltes Handout 8 „Bergbild", ◻ Abb. 4.5). Die Trainer notieren (Folie 1-3, ◻ Abb. 15.4), ob die Jugendlichen die Aufgaben durchgeführt haben.

- **Vorstellung des Sitzungsablaufs**
Die Trainer geben einen kurzen Überblick über die Inhalte/den Ablauf von Sitzung 3 (Folie 3-1, ◻ Abb. 15.12); mögliche Fragen können geklärt werden.

6.3.2   Thema 2: Zielplanung Teil 3 – Problemlösestrategie

Ziel Weg-Ziel-Planung: Die Jugendlichen sollen den Begriff „Problem" erklären, Problemlösestrategien ableiten und durchführen können.

Methode Diskussion, Kurzvortrag

Für den Trainer „Beim letzten Mal habt ihr Ziele benannt und zwischen den Sitzungen mit Eurem Trainingscoach spezifiziert. Heute wollen wir uns fragen: Wie kann ein Ziel erreicht werden? Um das beantworten zu können, machen wir einen kleinen ‚Ausflug‘ zur Problemlösung. Bitte überlegt: ‚Was ist ein Problem?‘"

Die Teilnehmer sollen sich vorstellen, sie müssten einer Person, die vom Mars kommt und sich nicht mit den Gegebenheiten der Erde auskennt, diesen Begriff erläutern.

Bei der Diskussion sollten folgende Stichpunkte auftauchen: Bei einem Problem handelt es sich um eine Aufgabe, deren Lösung mit Schwierigkeiten verbunden ist; erreicht werden soll, dass eine Ausgangs- in eine Zielsituation überführt wird. Das Problem stellt das Hindernis dar. Probleme können unterschiedlich schwierig sein, das hängt immer von der subjektiven Wahrnehmung und von individuellen Kompetenzen ab. Aber: Fast jedes Problem kann man lösen! Die Techniken dazu sollen hier erarbeitet werden.

Für den Trainer „Ich stelle Euch jetzt eine Möglichkeit vor, wie ihr ganz überlegt zu Lösungen kommen könnt."
    Die Trainer stellen dazu folgende Fragen vor (Handout 9 a, ◻ Abb. 6.1):

- **Definition Ausgangs- und Zielzustand**
In einem ersten Schritt ist es wichtig, das Problem und den Zielzustand genau zu definieren.
    Dabei ist es wichtig, das Problem kurz und verhaltensnah zu beschreiben (z. B. „Ich schiebe Aufgaben meist auf."). Das Ziel sollte verhaltensnah, positiv formuliert, erreichbar, realistisch sein (z. B. „Ich möchte eine Aufgabe direkt erledigen.").
    Dann können folgende Überlegungen angestellt werden:

- Handelt es sich um ein schwieriges Problem?
- Welche Hindernisse können auftauchen? Wie kann ich diesen Hindernissen begegnen?

Tab. 6.1 Übersicht über Sitzung 3

	Thema	Konkreter Ablauf	Benötigte Materialien	Zeit (min)[a]
1	Beginn	– Blitzlicht (frei wählbar, ▶ Kap. 14) – Wiederholung der letzten Sitzung – Besprechung der Alltagsaufgaben – Vorstellung des Sitzungsablaufs	– Folie 3-1 (■ Abb. 15.12) – Folie 2-1 (■ Abb. 15.5) – Folie 1-3 (■ Abb. 15.4)	10
2	Zielplanung Teil 3 – Problemlösestrategie	– Definition Ausgangs- und Zielzustand – Aktivierung deklarativen Wissens – Festlegen von Lösungsmöglichkeiten und Abwägen der Vor- und Nachteile – Durchführung der ausgewählten Lösung und Evaluation	– Handout 9 a (■ Abb. 6.1) – Handout 9 b (■ Abb. 6.2)	15
3	Actionspiel	– Frei wählbar (▶ Kap. 14)	–	10
4	Chaosorganisation Teil 1	– Einsatz eines Terminkalenders und Notizbuches	– Karten für Kartenabfrage – Stifte – Klebeband – Plakate – verschiedene Varianten Terminkalender/Notizbücher – Handout 10 (■ Abb. 6.3)	25
5	Konzentrationsübung	– Frei wählbar (▶ Kap. 14)	–	10
6	Bergfestplanung Teil 1	– Gemeinsame Besprechung der Teilnehmer	–	10
7	Abschluss	– Feedback (optional) – Zielklärung – Einschätzung der Konzentrationsübung – Alltagsaufgaben – Informationen an die Trainingscoaches – Blitzlicht (frei wählbar, ▶ Kap. 14)	– Fragebogen (■ Abb. 15.1, optional) – Handout 3 (■ Abb. 3.4) – Handout T3 (■ Abb. 6.4)	15

[a] Dauer der Sitzung: ca. 105 min (inklusive Pause)

– Benötige ich Unterstützung zur Lösung? Wenn ja, von wem?

■ **Aktivierung deklarativen Wissens**

Zur Überprüfung des vorbestehenden Wissens und dem Abgleich mit bereits gesammelten persönlichen Erfahrungen sind folgende Fragen geeignet:

– Habe ich ein ähnliches Problem in der Vergangenheit bereits gelöst?
– Habe ich eine andere Person bei der Lösung eines ähnlichen Problems beobachtet?
– Kann ich eine Person befragen, die ggf. gute Ideen zur Lösung hat?

■ **Festlegen von Lösungsmöglichkeiten und Abwägen der Vor- und Nachteile**

Ist das Problem und das Ziel hinreichend konkretisiert, dann können alle möglichen Lösungen – unbewertet! – aufgeschrieben werden. Erst danach werden die Vor- und Nachteile der einzelnen Lösungsmöglichkeiten im Hin-

blick auf die Zielerreichung überlegt, die Lösungen werden bewertet.

Die beste Möglichkeit wird ausgewählt und durchgeführt.

■ **Durchführung der ausgewählten Lösung und Evaluation**

Abschließend wird die Durchführung der Lösung evaluiert, ggf. schließt sich eine Rückkopplungsschleife an, wenn das Problem noch nicht zur Zufriedenheit gelöst wurde.

Die Trainer benennen an dieser Stelle bereits eine der Alltagsaufgaben: Die Teilnehmer sollen gemeinsam mit ihrem Trainingscoach ein konkretes Problem in einen Aktionsplan unterteilen und den anderen bei der nächsten Sitzung vorstellen (Handout 9 b, ■ Abb. 6.2).

6.3.3 Thema 3: Actionspiel

Das Actionspiel ist frei wählbar (▶ Kap. 14).

6.3.4 Thema 4: Chaosorganisation Teil 1 – Einsatz eines Terminkalenders und Notizbuches

Ziel Die Teilnehmer sollen den Nutzen der Verwendung eines Terminkalenders und Notizbuches benennen, geeignete Vorgehensweisen ableiten.

Methode Diskussion mit Kartenabfrage, Kurzvortrag
Die Trainer geben eine kurze Einführung zu der Thematik.

Für den Trainer „Kalender und Notizbuch sind die Grundlagen für eine gute Organisation und Planung! Und dennoch ist es gar nicht so einfach, diese beiden Methoden sinnvoll und konsequent zu führen. Wer von Euch benutzt eines von beiden?"
Die Teilnehmer sollen sich melden.

Für den Trainer „Bitte notiert auf einer Karte, was ihr nutzt, und auf die zweite Eure Erfahrungen damit."
Der Trainer teilt Karten und Stifte aus. Die Teilnehmer erhalten ein paar Minuten Zeit, um die Karten auszufüllen. Anschließend werden sie gebeten, die Inhalte ihrer Karten den anderen vorzustellen und die Karten auf vorbereitete Plakate zu pinnen/kleben.
Die Trainer bedanken sich am Ende für die Erfahrungen der Teilnehmer, sie fassen die Ergebnisse zusammen. Dabei kann es sein, dass Teilnehmer sehr gute und sinnvolle Möglichkeiten dargestellt haben, diese sollten betont und hervorgehoben werden. Teilweise werden die Trainer feststellen, dass Teilnehmer die Methoden zwar kennen, aber nicht oder wenig sinnvoll anwenden (z. B. ein Teilnehmer hat zwar einen Terminkalender, schreibt sich aber dennoch alle Termine auf kleine Zettel, die sie/er im Zimmer wahllos verteilt).

❯ Die Trainer sollten darauf achten, dass die Teilnehmer ein Verständnis dafür entwickeln, weshalb es manchmal schwierig ist, einen Terminkalender/ ein Notizbuch zu verwenden (z. B. gerade Menschen mit ADHS empfinden diese oft als unnötig, störend, weil sie viel Struktur verlangen), aber sie sollten darauf bestehen und verdeutlichen, dass die Anwendung notwendig ist, um weniger chaotisch im Alltag zu agieren und letztlich mehr Ruhe (auch innerlich) zu schaffen.

Die Trainer stellen nachfolgend einen sinnvollen Gebrauch des Notizbuches und des Terminkalenders vor, gehen dabei auf geschilderte Ideen/Erfahrungen der Teilnehmer ein.

Für den Trainer „Jetzt möchte ich Euch zunächst die Verwendung eines Notizbuches vorstellen. In das Notizbuch werden alle wichtigen Informationen geschrieben. Aufgaben, die es zu erledigen gibt, Hausaufgaben, Adressen, Telefonnummern, wichtige Nachrichten, E-Mails, Absprachen mit Freunden, Kollegen. Das Notizbuch soll alle Schmier- und Merkzettel oder Kritzeleien auf der Hand ersetzen. Alle Termine werden in den Kalender eingetragen."
Die Trainer zeigen verschiedene Varianten an Notizbüchern/Kalendern. Sie verweisen auf Handout 10 (◘ Abb. 6.3).

❯ Zu den Notizbüchern und Kalendern gehören auch elektronische Varianten, wie das iPhone, die ebenfalls gezeigt werden sollten!

6.3.5 Thema 5: Konzentrationsübung

Die Konzentrationsübung ist frei wählbar (▶ Kap. 14).

6.3.6 Thema 6: Bergfestplanung Teil 1

Ziel Die Teilnehmer sollen erklären können, worum es sich beim Bergfest handelt, Ideen entwickeln.

Methode Kurzvortrag
Die Trainer erklären den Teilnehmern, dass innerhalb des Trainingsprogramms ein „Bergfest" stattfinden soll. Dieses Bergfest hat verschiedene Ziele: Zum einen markiert es die Hälfte des Trainings, zum anderen sollen die Teilnehmer Organisations- und Problemlösestrategien praktisch anwenden können. Für die Sitzung 5 sollen die Jugendlichen selbst ein Spiel vorbereiten und Getränke oder Essen mitbringen (Kleinigkeiten), damit sie das Erreichen der Hälfte der Sitzungen feiern können. Sie können sich bis zur nächsten Sitzung Gedanken machen, in Sitzung 4 erhalten sie Zeit, um sich konkret zu besprechen und Aufgaben aufzuteilen.

6.3.7 Thema 7: Abschluss

▪ **Feedback (optional)**
Für den Trainer „Wir möchten Euch auch heute bitten, einen Fragebogen (◘ Abb. 15.1) auszufüllen. Mithilfe der Fragebogen erhalten wir eine Rückmeldung über das Training. Bitte nehmt Euch die Zeit, die Fragen in Ruhe und ehrlich zu beantworten."

■ **Zielklärung**

Die Teilnehmer werden gebeten, einzuschätzen, wie weit sie bereits ihr Ziel erreicht haben (Handout 3, ◘ Abb. 3.4). Darüber hinaus sollen sie überlegen, inwieweit sie die Inhalte der heutigen Sitzung zur Erreichung ihrer Ziele nutzen können.

Die Teilnehmer stellen reihum ihre Überlegungen vor.

■ **Einschätzung der Konzentrationsübung**

In einem nächsten Schritt sollen sie die durchgeführte Konzentrationsübung notieren und bewerten, wie hilfreich sie diese fanden (Handout 3, ◘ Abb. 3.4).

■ **Alltagsaufgaben**

Für den Trainer „Zur Vorbereitung der nächsten Sitzung möchten wir Euch bitten, den Terminkalender und das Notizbuch nach den heute vereinbarten Regeln zu nutzen und beim nächsten Mal mitzubringen. Dann möchten wir, dass ihr gemeinsam mit Eurem Trainingscoach für eines Eurer Probleme einen Aktionsplan (Handout 9 a, ◘ Abb. 6.1; Handout 9 b, ◘ Abb. 6.2) erstellt und ebenfalls mitbringt und Euch zusätzlich Gedanken über die Gestaltung des Bergfestes macht. Die Alltagsaufgaben sind auf Handout 5 (◘ Abb. 3.6) erläutert."

■ **Informationen an die Trainingscoaches**

Die Trainer weisen auf die Informationen an den Trainingscoach hin (Handout T3, ◘ Abb. 6.4).

■ **Blitzlicht**

Die Trainer dienen hier als Modell und beenden die Sitzung mit einem persönlichen Blitzlicht. Die Teilnehmer folgen dann reihum. Das Blitzlicht ist frei wählbar (► Kap. 14).

❯ Regel: Das Blitzlicht bleibt sowohl von den Trainern als auch von den Teilnehmern unkommentiert.

6.4 Handouts für Sitzung 3

Handout 9 a	Der Aktionsplan	◘ Abb. 6.1
Handout 9 b	Die richtige Lösung finden!	◘ Abb. 6.2
Handout 10	Die goldenen Regeln für den Gebrauch von Terminkalender und Notizbuch	◘ Abb. 6.3
Handout T3	Sitzung 3: Problemlösen und Chaosorganisation Teil 1 – Informationen an die Trainingscoaches	◘ Abb. 6.4

SAVE – Strategien zur Verbesserung der Aufmerksamkeit, Verhaltensorganisation und Emotionsregulation

Handout 9 a	Der Aktionsplan

Ein Aktionsplan ist dann hilfreich, wenn ihr nicht wisst, wie ihr ein Problem lösen sollt. Oder wenn es einfach zu viele Lösungsmöglichkeiten gibt, und alles unüberschaubar wird.

Ein Aktionsplan umfasst 5 Schritte:

1. Das Problem bzw. das Ziel in Worte fassen!
Beschreibe das Problem in wenigen Worten.
Nicht mehr als 2 Sätze!
Beispiele für Problemformulierungen: „Ich kann mich nicht entscheiden, zu welchem Verein ich gehen soll." oder: „Ein Mitschüler ärgert mich immerzu." Beschreibe dann das Ziel in wenigen Worten. Beispiele für Zielformulierungen: „Ich möchte mich diese Woche entscheiden, welchen Verein ich aufsuchen werde." oder „Ich möchte erreichen, dass der Mitschüler mich in Ruhe lässt."

2. Schreibe alle möglichen Lösungen auf!
Schreibe alle Lösungsmöglichkeiten auf, die Dir einfallen – so viele wie möglich. Bewerte die Lösungen zunächst nicht. Du kannst auch andere Personen fragen, ob sie Ideen für Lösungen haben.

3. Liste alle Pros und Kontras auf!
Jetzt sollst Du alle Lösungen daraufhin prüfen, wie realistisch bzw. sinnvoll sie zur Zielerreichung sind. Überlege genau, was wohl passieren würde, wenn Du die jeweilige Lösung durchführen würdest.
Schreibe die Vor- und Nachteile auf!

4. Schätze jede Lösung anhand einer Skala von 1–10 ein!
Wäge nun die Vor- und Nachteile ab und gib jeder Lösung einen Skalenwert von 1–10, wobei 10 eine absolute Top-Lösung wäre. Überlege dabei, wie sehr die Lösung zur Zielerreichung führen kann und ob Du die Kompetenzen hast, die Lösung durchzuführen.

5. Führe die beste Lösung aus und bewerte das Ergebnis!
Nun prüfe, ob eine Lösung dabei ist, die Du durchführen willst.
Überprüfe nach durchgeführter Lösung, ob Du Dein Ziel erreicht hast. Wenn Du noch nicht damit zufrieden bist, dann führe eine weitere Lösung durch.

📷 **Abb. 6.1** Handout 9 a: Der Aktionsplan

SAVE – Strategien zur Verbesserung der Aufmerksamkeit, Verhaltensorganisation und Emotionsregulation

Handout 9 b	Die richtige Lösung finden!	

Verwende für jedes Problem so viele Vorlagen wie Du brauchst, um Dich entscheiden zu können.

1. Beschreibung des Problems:

_____

_____

_____

2. Beschreibung des Ziels:

_____

_____

_____

Denkbare Lösungen	Was spricht dafür?	Was spricht dagegen?	Rating 1–10

Abb. 6.2 Handout 9 b: Die richtige Lösung finden!

SAVE – Strategien zur Verbesserung der Aufmerksamkeit, Verhaltensorganisation und Emotionsregulation

Handout 10	Die goldenen Regeln für den Gebrauch von Terminkalender und Notizbuch

Wichtig ist es, sich einen geeigneten Terminkalender zu besorgen, in dem auch die Möglichkeit besteht, sich Notizen für den Tag zu machen.

- Terminkalender und Notizbuch ersetzen alle Schmier- und Merkzettel!
- Alle wichtigen Nachrichten und Informationen (auch: E-Mails, Trainingsvereinbarungen, Absprachen mit Freunden usw.) werden im Notizbuch „verewigt".
- Alle Verabredungen und Termine werden im Notizbuch und Kalender abgesichert.
- Das Notizbuch enthält immer eine aktuelle Aufgabenliste („To-do-Liste"); darüber erfahrt ihr später mehr. Die Liste wird täglich benutzt und verändert, oft auch neu geschrieben; einiges davon wird in den Terminkalender übertragen.
- Versuche nicht, ein total perfektes System zu finden – je einfacher, desto besser. Wichtig ist nur, dass Du eine Methode mindestens drei Monate ausprobierst, bevor Du etwas änderst!

Du solltest festlegen:
- Konkreter Aufbewahrungsort für Notizbuch/Terminkalender
- Wann schreibst Du in den Terminkalender/das Notizbuch?

Wichtig: Eine Aufgabenliste zu erstellen, heißt nicht, dass alles an einem Tag erledigt werden muss. Es geht darum, nichts zu vergessen!

◨ **Abb. 6.3** Handout 10: Die goldenen Regeln für den Gebrauch von Terminkalender und Notizbuch

---

SAVE – Strategien zur Verbesserung der Aufmerksamkeit, Verhaltensorganisation und Emotionsregulation

Handout T3	Sitzung 3: Problemlösen und Chaosorganisation Teil 1 – Informationen an die Trainingscoaches

Lieber Trainingscoach,

in der heutigen Sitzung haben wir in einem ersten Schritt die Strategien zur Problemlösung (Erstellung eines Aktionsplans) mit den Jugendlichen besprochen und eingeübt, die Sie bereits in der Sitzung mit Ihnen kennengelernt haben. Außerdem wurden die Grundlagen einer besseren Organisation besprochen. Wir haben verschiedene Möglichkeiten überlegt, wie man seine Termine notieren und sie sich so merken kann. Darüber hinaus haben wir besprochen, dass es wichtig ist, ein Notizbuch zu führen. In dieses Notizbuch sollen alle Informationen geschrieben werden, die wichtig sind. Den Jugendlichen wurde angekündigt, dass in Sitzung 5 ein „Bergfest" gefeiert wird. Hintergrund ist, dass die Jugendlichen die Strategien zur Organisation (Notizbuch, Aufgabenliste) direkt im Trainingsprogramm anwenden sollen.

Als Alltagsaufgabe sollen die Jugendlichen den Terminkalender und das Notizbuch nutzen, sie sollen zusätzlich gemeinsam mit Ihnen einen Aktionsplan für eines der Ziele erstellen.

☐ **Abb. 6.4** Handout T3: Sitzung 3: Problemlösen und Chaosorganisation Teil 1 – Informationen an die Trainingscoaches

Sitzung 4:
Chaosorganisation Teil 2

N. Spröber et al., *SAVE – Strategien für Jugendliche mit ADHS*,
DOI 10.1007/978-3-642-38362-5_7, © Springer-Verlag Berlin Heidelberg 2013

7.1 Schwerpunktthemen

- Psychoedukation – Gehirn und Medikamente
- Chaosorganisation

7.2 Ablauf

Eine Übersicht zur Sitzung 4 zeigt ◘ Tab. 7.1.

7.3 Themen der Sitzung

1. Beginn
2. Psychoedukation – Gehirn und Medikamente
3. Actionspiel
4. Chaosorganisation Teil 2 – Aufgabenliste, ABC-Einteilung
5. Konzentrationsübung
6. Bergfestplanung Teil 2
7. Abschluss

7.3.1 Thema 1: Beginn

Ziel Die Teilnehmer sollen ihre Stimmungslage beschreiben, den heutigen Sitzungsablauf wiedergeben, die Inhalte der letzten Sitzung wiederholen können, Alltagsaufgaben vergleichen.

Methode Blitzlicht, Diskussion

- **Blitzlicht**
Für den Trainer „Wie bei jeder Sitzung möchten wir mit einem Blitzlicht starten. Bitte …"
Das Blitzlicht ist frei wählbar (▶ Kap. 14).

- **Wiederholung der letzten Sitzung**
Die Trainer bitten die Teilnehmer, die Inhalte der letzten Sitzung zu wiederholen. Sie zeigen zur Unterstützung nochmals die Folie mit dem Sitzungsablauf von Sitzung 3 (Folie 3-1, ◘ Abb. 15.12).

- **Besprechung der Alltagsaufgaben**
Die Trainer bitten die Jugendlichen, die Alltagsaufgaben der vergangenen Sitzung zu zeigen (Nutzung Terminkalender, Notizbuch, Erstellung Aktionsplan, Ideen für das Bergfest). Die Trainer notieren (Folie 1-3, ◘ Abb. 15.4), ob die Jugendlichen die Aufgaben durchgeführt haben.
Die Teilnehmer stellen ihren Terminkalender/ihr Notizbuch vor, schildern ihr Vorgehen und ihre Erfahrungen damit. Anschließend stellen sie den von ihnen erstellten Aktionsplan vor, die Trainer geben ggf. Hil-

festellungen, sollten unklare Problem- oder Zielformulierungen auftreten, Lösungen wenig sinnvoll bewertet worden sein o. Ä.
Die Jugendlichen sollen dann festlegen, bis wann sie ihren Aktionsplan umsetzen werden. Die Trainer notieren dies auf Folie 4-2 (◘ Abb. 15.14). Am Ende jeder Sitzung werden sie bei den Jugendlichen nachfragen.

- **Vorstellung des Sitzungsablaufs**
Die Trainer geben einen kurzen Überblick über die Inhalte/den Ablauf von Sitzung 4 (Folie 4-1, ◘ Abb. 15.13); mögliche Fragen können geklärt werden.

7.3.2 Thema 2: Psychoedukation – Gehirn und Medikamente

Ziel Die Teilnehmer sollen die Wirkungsweise der pharmakologischen Medikamente im Gehirn nennen können, Vor- und Nachteile der medikamentösen Behandlung ableiten.

Methode Filmausschnitt, Diskussion, Kurzvortrag
Zum Einstieg sehen die Teilnehmer einen Film über die Medikamentenwirkung an den Synapsen. Anschließend wird dieser zusammen mit den Trainern z. B. anhand einer Zeichnung vertieft und Fragen geklärt.

Für den Trainer „In dem Filmausschnitt wurde die Wirkung von Medikamenten erklärt. Was habt ihr davon behalten?"
Die Inhalte werden gemeinsam wiederholt, Fragen beantwortet, die Trainer nutzen Handout 11 (◘ Abb. 7.1) und Handout 12 (◘ Abb. 7.2).

Für den Trainer „Heute weiß man, dass es nicht nur eine einzige Ursache für die Entstehung von ADHS gibt. Es gibt einen starken genetischen Einfluss, die Vererbung spielt also eine wichtige Rolle."

- **Informationen über die Funktion des Gehirns**
Für den Trainer „Das menschliche Gehirn besteht aus Millionen von Nervenzellen, die u. a. dafür verantwortlich sind, dass wir denken, fühlen und uns bewegen können. Die Nervenzellen sind aber nicht direkt miteinander verbunden. Zwischen ihnen liegt ein kleiner Spalt, der sog. synaptische Spalt. Dieser wird von sog. Botenstoffen überbrückt, die wie kleine Schiffe Informationen von einer Zelle zur nächsten transportieren. Zu den wichtigsten Botenstoffen gehören im Zusammenhang mit ADHS das Dopamin und das Noradrenalin.
Bei Menschen mit ADHS werden diese Botenstoffschiffchen nun aber zu früh wieder in die ursprüngliche Nerven-

Tab. 7.1 Übersicht über Sitzung 4

	Thema	Konkreter Ablauf	Benötigte Materialien	Zeit (min)[a]
1	Beginn	– Blitzlicht (frei wählbar, ▶ Kap. 14) – Wiederholung der letzten Sitzung – Besprechung der Alltagsaufgaben – Vorstellung des Sitzungsablaufs	– Folie 4-1 (Abb. 15.13) – Folie 3-1 (Abb. 15.12) – Folie 1-3 (Abb. 15.4) – Folie 4-2 (Abb. 15.14)[b]	15
2	Psychoedukation – Gehirn und Medikamente	– Informationen über die Funktion des Gehirns – Wirkungsweise der Medikamente – Wird ADHS nicht ausreichend mit Medikamenten behandelt?	– Handout 11 (Abb. 7.1) – Handout 12 (Abb. 7.2) – Film[c]	30
3	Actionspiel	– Frei wählbar (▶ Kap. 14)	–	10
4	Chaosorganisation Teil 2	– Aufgabenliste, ABC-Einteilung	– Papierblätter – Flipchart – Handout 13 (Abb. 7.3) – Handout 14 (Abb. 7.4)	20
5	Konzentrationsübung	– Frei wählbar (▶ Kap. 14)	–	5
6	Bergfestplanung Teil 2	– Gemeinsame Besprechung der Teilnehmer	–	25
7	Abschluss	– Feedback (optional) – Zielklärung – Einschätzung der Konzentrationsübung – Alltagsaufgaben – Informationen an die Trainingscoaches – Blitzlicht (frei wählbar, ▶ Kap. 14)	– Fragebogen (Abb. 15.1, optional) – Handout 3 (Abb. 3.4) – Handout T4 (Abb. 7.5)	15

[a] Dauer der Sitzung: ca. 120 min (inklusive Pause)
[b] In die Folie 4-2 (Abb. 15.14) werden ab Sitzung 4 die Bewertungen zur Zielerreichung eingetragen.
[c] Vorschläge für Filme: Quarks & Co. Was ist los mit dem Zappelphilipp (Teil 2)? Moderiert von Ranga Yogeshwar. WDR Fernsehen

zelle zurückgeschickt. So haben diese ‚keine Zeit', ausreichend Information zur nächsten Nervenzelle weiterzuleiten.

Bei der ADHS wirkt sich diese Fehlfunktion v. a. im Stirnhirn aus, das für Planen, Organisieren und Impulskontrolle zuständig ist."

■ **Wirkungsweise der Medikamente**
Für den Trainer „Aus der Regulationsstörung der Botenstoffe ergibt sich nun die Logik für den Einsatz von Medikamenten, die aktivierend im Gehirn wirken. Die am häufigsten verschriebenen Medikamente sind Methylphenidat oder Antidepressiva. Durch die Einnahme von Methylphenidat wird die Rückführung von Dopamin gehemmt, durch Antidepressiva wird die Wiederaufnahme von Noradrenalin blockiert. Die Informationsweitergabe funktioniert jetzt viel besser, da viel mehr Botenstoffe zur Verfügung stehen."

■ **Wird ADHS nicht ausreichend mit Medikamenten behandelt?**
Für den Trainer „Doch! Die Behandlung mit Medikamenten ist die Methode der Wahl und sie ist gut untersucht.

Leider reagieren aber 20–50 % aller Menschen nicht auf die Medikamente bzw. vertragen sie nicht. Der beste heute bekannte Behandlungsweg ist die Kombination von Medikamenten mit kognitiver Verhaltenstherapie. Medikamente allein helfen nicht, Probleme besser bewältigen zu können."

Die Trainer klären offene Fragen der Teilnehmer und regen eine Diskussion über die Vor- und Nachteile der Behandlung durch Medikamente an.

7.3.3 Thema 3: Actionspiel

Das Actionspiel ist frei wählbar (▶ Kap. 14).

7.3.4 Thema 4: Chaosorganisation Teil 2 – Aufgabenliste, ABC-Einteilung

Ziel Die Teilnehmer sollen Methoden zur sinnvollen Erstellung von Aufgabenlisten nennen und anwenden können.

Methode Kurzvortrag, Übung und Diskussion

Für den Trainer „Fast alle Menschen neigen dazu, unangenehme Aufgaben aufzuschieben. Ganz besonders aber Menschen mit ADHS. Und das endet schnell im Chaos. ABC-Aufgabenlisten können helfen, das Aufschieben zu reduzieren und Aufgaben überlegt und planvoll durchzuführen. Bitte schreibt zunächst auf einem leeren Zettel auf, welche Aktivitäten/Aufgaben ihr gestern durchgeführt habt."

Die Teilnehmer erhalten Zeit dazu.

Für den Trainer „Bitte schaut Euch nun Handout 13 (◘ Abb. 7.3) und Handout 14 (◘ Abb. 7.4) an. Ihr seht, dass Aufgaben hier nach A, B und C eingeteilt werden:
- Bei **A-Aufgaben** handelt es sich um Aufgaben, die sehr wichtig sind und heute erledigt werden müssen (z. B. Hausaufgaben für die Schule).
- **B-Aufgaben** sind zwar ebenfalls wichtig, aber man hat mehr Zeit, sie zu erledigen (z. B. Vorbereitung eines Referates). Es kann sein, dass eine Teilaufgabe eines Referates zu einer A-Aufgabe wird (z. B. wenn ein Buch zu bestellen ist), andere Teile jedoch länger dauern können – folglich B-Aufgaben sind.
- **C-Aufgaben** sind weniger wichtig (z. B. chatten). Oft handelt es sich dabei jedoch um interessante Aufgaben, und die Verlockung, diese zuerst zu erledigen, ist groß, ein Aufschieben jedoch wichtig."

❯ **Grundsätzlich gilt:** Es sind immer zuerst A-Aufgaben zu erledigen, bevor mit B-Aufgaben begonnen wird. Es werden keine C-Aufgaben erledigt, solange v. a. A-Aufgaben unerledigt sind. C-Aufgaben kann man teilweise zeitlich begrenzt in Arbeitspausen angehen.

Für den Trainer „Bitte schaut nun die Aufgabenliste des gestrigen Tages durch und teilt die Aufgaben in A-, B-, C-Aufgaben ein. Was fällt Euch auf?"

Die Beobachtungen der Jugendlichen werden kurz diskutiert. Mögliche Fallen bei der Anwendung von Notizbüchern, Aufgabenlisten, Terminkalendern werden besprochen.

Die Trainer greifen die Diskussion auf.

Für den Trainer „Wenn wir etwas Neues beginnen, das für uns zunächst umständlich oder unangenehm ist – wie für Euch jetzt wahrscheinlich die tägliche Benutzung des Kalenders und der Aufgabenliste – dann überfallen uns viele Zweifel. Und es geht uns durch den Kopf, warum man das Ganze doch lieber gleich lassen sollte (z. B. ‚Ich halte das doch eh nicht durch!'). Welche Hindernisse könnt ihr Euch vorstellen?"

Die Jugendlichen nennen hinderliche Gedanken. Die Trainer notieren diese auf einer Flipchart/Tafel. Gegengedanken werden gemeinsam gesucht.

Die Jugendlichen werden dazu ermuntert, die Techniken auszuprobieren.

7.3.5 **Thema 5: Konzentrationsübung**

Die Konzentrationsübung ist frei wählbar (▶ Kap. 14).

7.3.6 **Thema 6: Bergfestplanung Teil 2**

Ziel Die Jugendlichen sollen das Bergfest gemeinsam planen, Aufgaben verteilen.

Methode Gruppendiskussion

Die Teilnehmer bekommen Zeit, die Planungen für das Bergfest zu besprechen. Die Trainer weisen darauf hin, dass sie den Terminkalender/das Notizbuch dazu nutzen können. Die Trainer stehen anschließend für Fragen zur Verfügung.

7.3.7 **Thema 7: Abschluss**

- **Feedback (optional)**
Für den Trainer „Wir möchten Euch auch heute bitten, einen Fragebogen (◘ Abb. 15.1) auszufüllen. Mithilfe der Fragebogen erhalten wir eine Rückmeldung über das Training. Bitte nehmt Euch die Zeit, die Fragen in Ruhe und ehrlich zu beantworten."

- **Zielklärung**
Die Teilnehmer werden gebeten, einzuschätzen, wie weit sie bereits ihr Ziel erreicht haben (Handout 3, ◘ Abb. 3.4). Darüber hinaus sollen sie überlegen, inwieweit sie die Inhalte der heutigen Sitzung zur Erreichung ihrer Ziele nutzen können.

Die Teilnehmer stellen reihum ihre Überlegungen vor, die Trainer machen sich auf Folie 4-2 (◘ Abb. 15.14) Notizen.

- **Einschätzung der Konzentrationsübung**
In einem nächsten Schritt sollen sie die durchgeführte Konzentrationsübung notieren und bewerten, wie hilfreich sie diese fanden (Handout 3, ◘ Abb. 3.4).

- **Alltagsaufgaben**
Für den Trainer „Zur Vorbereitung der nächsten Sitzung möchten wir Euch bitten, in Eurem Notizbuch täglich eine Aufgabenliste zu führen und zu erneuern (Handout 13,

◘ Abb. 7.3; Handout 14, ◘ Abb. 7.4). Außerdem sollt ihr die Euch zugeteilten Aufgaben bezüglich des Bergfestes umsetzen. Bitte führt auch den Terminkalender weiter und denkt an die Umsetzung Eures Aktionsplans. Die Alltagsaufgaben sind auf Handout 3 (◘ Abb. 3.4) erläutert."

- **Informationen an die Trainingscoaches**
Die Trainer weisen auf die Informationen an den Trainingscoach hin (Handout T4, ◘ Abb. 7.5).

- **Blitzlicht**
Die Trainer dienen hier als Modell und beenden die Sitzung mit einem persönlichen Blitzlicht. Die Teilnehmer folgen dann reihum. Das Blitzlicht ist frei wählbar (► Kap. 14).

> **Regel:** Das Blitzlicht bleibt sowohl von den Trainern als auch von den Teilnehmern unkommentiert.

7.4 Handouts für Sitzung 4

Handout 11	Die Funktion des Gehirns bei ADHS	◘ Abb. 7.1
Handout 12	Die richtige Lösung finden!	◘ Abb. 7.2
Handout 13	ABC-Methode zur Erstellung einer Aufgabenliste	◘ Abb. 7.3
Handout 14	Aufgabenliste	◘ Abb. 7.4
Handout T4	Sitzung 4: Chaosorganisation Teil 2 – Informationen an die Trainingscoaches	◘ Abb. 7.5

SAVE – Strategien zur Verbesserung der Aufmerksamkeit, Verhaltensorganisation und Emotionsregulation

Handout 11	Die Funktion des Gehirns bei ADHS

Was ist im Gehirn von Menschen mit einer ADHS anders als bei Menschen ohne ADHS?

Heute weiß man, dass es nicht eine Ursache für die Entstehung von ADHS gibt. Studien haben gezeigt, dass hauptsächlich eine Funktionsstörung im Gehirn für die Entstehung verantwortlich ist.

Nervenzellen und Synapsen

Das menschliche Gehirn besteht aus Millionen von Nervenzellen, die u.a. dafür verantwortlich sind, dass wir denken, fühlen und uns bewegen können. Die Nervenzellen sind aber nicht direkt miteinander verbunden. Zwischen ihnen liegt ein kleiner Spalt, der sog. synaptische Spalt. Dieser wird von sog. Botenstoffen überbrückt, die wie kleine Schiffe Informationen von einer Zelle zur nächsten transportieren. Zu den wichtigsten Botenstoffen gehören im Zusammenhang mit ADHS das Dopamin und das Noradrenalin.

Bei Menschen mit ADHS werden diese Botenstoffschiffchen nun aber zu früh wieder in die ursprüngliche Nervenzelle zurückgeschickt. So haben diese „keine Zeit", ausreichend Information zur nächsten Nervenzelle weiterzuleiten.

Bei der ADHS wirkt sich diese Fehlfunktion v.a. im Stirnhirn aus, das für Planen, Organisieren und Impulskontrolle zuständig ist.

Abb. 7.1 Handout 11: Die Funktion des Gehirns bei ADHS

SAVE – Strategien zur Verbesserung der Aufmerksamkeit, Verhaltensorganisation und Emotionsregulation

| Handout 12 | Medikamente und ADHS |

Aus der Regulationsstörung der Botenstoffe ergibt sich nun die Logik für den Einsatz von Medikamenten, die aktivierend im Gehirn wirken. Die am häufigsten verschriebenen Medikamente sind Methylphenidat oder Antidepressiva. Durch die Einnahme von Methylphenidat wird die Rückführung von Dopamin gehemmt, durch Antidepressiva wird die Wiederaufnahme von Noradrenalin blockiert. Die Informationsweitergabe funktioniert jetzt viel besser, da viel mehr Botenstoffe zur Verfügung stehen.

Wird ADHS nicht ausreichend mit Medikamenten behandelt?

Doch! Die Behandlung mit Medikamenten ist die Methode der Wahl und sie ist gut untersucht. Leider reagieren aber 20–50 % aller Menschen nicht auf die Medikamente bzw. vertragen sie nicht.
Der beste heute bekannte Behandlungsweg ist die Kombination von Medikamenten mit kognitiver Verhaltenstherapie. Medikamente allein helfen nicht, Probleme besser bewältigen zu können.

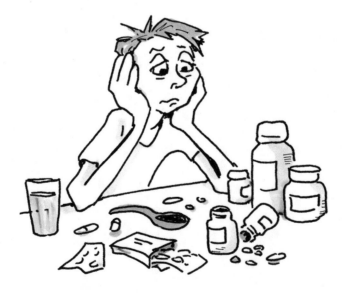

◼ Abb. 7.2 Handout 12: Medikamente und ADHS

SAVE – Strategien zur Verbesserung der Aufmerksamkeit, Verhaltensorganisation und Emotionsregulation

Handout 13	**ABC-Methode zur Erstellung einer Aufgabenliste**

So erstelle ich meine Aufgabenliste:
- Als Erstes erstellst Du eine Liste aller anstehenden Aufgaben.
- Diese Aufgaben werden dann nach Wichtigkeit (Priorität) geordnet.
- Dafür eignet sich am besten die ABC-Methode.

A-Aufgaben (rot):
- Sind am Wichtigsten (z.B. Termine).
- Müssen als allererste erledigt werden (heute oder morgen).

B-Aufgaben (orange):
- Weniger dringend, haben noch etwas Zeit (z.B. ein Referat vorbereiten).
- Erstrecken sich oft über einen größeren Zeitraum.
- Ein Teil von ihnen sollte bald begonnen werden.
- Ein Teil kann später erledigt werden.

C-Aufgaben (grün):
- Sind weniger wichtig (z.B. im Internet surfen).
- Aber oft interessanter und werden deshalb oft vorgezogen.

Die goldene ABC-Regel:
- Immer zuerst die A-Aufgaben erledigen, bevor auch nur eine B-Aufgabe angepackt wird!
- Es wird keine C-Aufgabe gemacht, solange noch B-Aufgaben unerledigt sind (außer zeitlich begrenzt in Arbeitspausen).

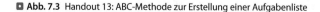

⬛ Abb. 7.3 Handout 13: ABC-Methode zur Erstellung einer Aufgabenliste

SAVE – Strategien zur Verbesserung der Aufmerksamkeit, Verhaltensorganisation und Emotionsregulation

Handout 14	Aufgabenliste

Und so sollte Deine Liste aussehen (mit Datum!):

Wie wichtig?	Aufgabe (mit genauer Beschreibung)	Wann auf Liste gesetzt?	Wann erledigt?
A	Meinem besten Freund zum Geburtstag gratulieren am 23.02.13	20.02.13	23.02.13 ✓
B	…		
B	…		
C	…		
A	…		
A	…		

Wichtig: Termine werden gleichzeitig in den Kalender eingetragen!
Erledigte Aufgaben gut sichtbar abhaken, an- oder durchstreichen!

⬛ **Abb. 7.4** Handout 14: Aufgabenliste

SAVE – Strategien zur Verbesserung der Aufmerksamkeit, Verhaltensorganisation und Emotionsregulation

Handout T4	Sitzung 4: Chaosorganisation Teil 2 – Informationen an die Trainingscoaches

Lieber Trainingscoach,

in dieser Sitzung haben wir uns zu Beginn mit der Funktion des Gehirns beschäftigt und besprochen und diskutiert, wie Psychopharmaka wirksam werden. Die Vor- und Nachteile der medikamentösen Behandlung wurden diskutiert. Anschließend haben wir die Chaosorganisation vertieft. Die Jugendlichen haben gelernt, wie man eine sinnvolle Aufgabenliste erstellen kann. Dabei wurde die ABC-Methode vorgestellt, die den Jugendlichen hilft, die Wichtigkeit von Aufgaben zu ordnen. A-Aufgaben sind dabei Aufgaben, die direkt erledigt werden müssen, B-Aufgaben solche, die ebenfalls wichtig sind, aber über einen längeren Zeitraum hinweg geführt werden müssen, bei C-Aufgaben handelt es sich um Aufgaben, die zwar häufig interessant sind, aber keine Priorität haben. Diese Aufgaben sollen erst begonnen werden, wenn alle A- und B-Aufgaben erledigt sind.

Als Alltagsaufgabe sollen die Jugendlichen den Terminkalender und das Notizbuch führen, eine Aufgabenliste nach den erlernten Strategien führen, einen Aktionsplan für das Bergfest erstellen und an dem eigenen Ziel weiterarbeiten.

Abb. 7.5 Handout T4: Sitzung 4: Problemlösen und Chaosorganisation Teil 2 – Informationen an die Trainingscoaches

Sitzung 5: Chaosorganisation Teil 3 und Bergfest

N. Spröber et al., *SAVE – Strategien für Jugendliche mit ADHS,*
DOI 10.1007/978-3-642-38362-5_8, © Springer-Verlag Berlin Heidelberg 2013

8.1   Schwerpunktthemen

- Entwicklung eines Ablagesystems
- Bergfest

8.2   Ablauf

Eine Übersicht zur Sitzung 5 zeigt ◻ Tab. 8.1.

8.3   Themen der Sitzung

1. Beginn
2. Chaosorganisation Teil 3 – Ablagesystem
3. Bergfest
4. Abschluss

8.3.1   Thema 1: Beginn

Ziel Die Teilnehmer sollen ihre Stimmungslage beschreiben, den heutigen Sitzungsablauf wiedergeben, die Inhalte der letzten Sitzung wiederholen können, Alltagsaufgaben vergleichen.

Methode Blitzlicht, Diskussion

- **Blitzlicht**
Für den Trainer „Wir beginnen wie immer mit einem Blitzlicht. Bitte …"
  Das Blitzlicht ist frei wählbar (▶ Kap. 14).

- **Wiederholung der letzten Sitzung**
Die Trainer bitten die Teilnehmer, die Inhalte der letzten Sitzung zu wiederholen. Sie zeigen zur Unterstützung nochmals die Folie mit dem Sitzungsablauf von Sitzung 4 (Folie 4-1, ◻ Abb. 15.13).

- **Besprechung der Alltagsaufgaben**
Die Trainer bitten die Jugendlichen, die Alltagsaufgaben der vergangenen Sitzung zu zeigen. Die Trainer notieren (Folie 1-3, ◻ Abb. 15.4), ob die Jugendlichen die Aufgaben durchgeführt haben.

- **Vorstellung des Sitzungsablaufs**
Die Trainer geben einen kurzen Überblick über die Inhalte/den Ablauf von Sitzung 5 (Folie 5-1, ◻ Abb. 15.15); mögliche Fragen können geklärt werden.

8.3.2   Thema 2: Chaosorganisation Teil 3 – Entwicklung eines Ablagesystems

Ziel Die Teilnehmer sollen das Vorgehen bei der Erstellung eines Ablagesystems erklären und anwenden können, im Rahmen eines Aktionsplans das Ablagesystem entwickeln.

Methode Kurzvortrag, Übung

Für den Trainer „Ein Symptom von ADHS ist, dass wichtige Gegenstände (z. B. Schlüssel, iPhone) oft verlegt werden oder verloren gehen. Das Suchen erzeugt Stress, Verabredungen oder wichtige Termine können teilweise nicht eingehalten werden. Wie kann man dieses Problem lösen?"

Die Jugendlichen dürfen ihre Ideen dazu nennen. Der Trainer geht darauf ein, greift auf oder ergänzt: Sinnvoll ist die Schaffung eines Aufbewahrungs- und Ablagesystems (Handout 15, ◻ Abb. 8.1).

- **Aufbewahrungssystem für wichtige Dinge**
Für den Trainer „Und so kann man dabei vorgehen: Sucht Euch für wichtige Gegenstände einen festen Ort bzw. sinnvolle verschiedene feste Orte, an denen ihr diese Gegenstände immer aufbewahrt. Der Aufbewahrungsort sollte eindeutig sein, er sollte auch so gestaltet sein, dass ihr nicht viel Zeit darauf verwenden müsst, in ihm Ordnung zu schaffen (z. B. ein Karton, in den ihr Euren Schlüssel, das Handy, den Geldbeutel legt oder eine Schublade). Denkt immer beim Betreten Eures Hauses/Zimmers daran, Eure Taschen zu leeren und diese Dinge an den dafür bestimmten Ort zu legen. Jedes Mal, wenn ihr die Gegenstände an einem anderen Ort findet, bringt sie sofort an ihren Platz zurück! Schiebt diese kleine Aktion nicht auf!

Ihr könnt den Erfolg der Ablagetechnik noch steigern, indem ihr Familienmitglieder oder Freunde miteinbezieht. Ihr könnt in Eurem Haushalt lebende Personen darum bitten, Euch darauf aufmerksam zu machen, wenn die Gegenstände nicht an ihrem Platz sein sollten. Ihr solltet Euch aber vornehmen, nicht ärgerlich zu werden, wenn ihr daran erinnert werdet!"

- **Ablagesystem für wichtige Unterlagen**
Für den Trainer „Auch bei wichtigen Unterlagen, wie Zeugnissen, kann eine solche Ablage hilfreich sein. Vor allem bei Papierkram gilt: ,Keep it simple!' So einfach wie möglich! Wählt z. B. verschiedene Kartons, in die ihr unterschiedliche Papiere legt, dadurch habt ihr eine Groborordnung gesichert (z. B. einen Karton für Mathematikblätter/-aufgaben, einen anderen für Versicherungsunterlagen). Natürlich ist das Führen eines Ordners oft sinnvoll, und alles ist dann richtig geordnet. Aber überfordert Euch nicht. Stellt lieber einen Karton auf, in den

	Thema	Konkreter Ablauf	Benötigte Materialien	Zeit (min)ª
1	Beginn	– Blitzlicht (frei wählbar, ▸ Kap. 14) – Wiederholung der letzten Sitzung – Besprechung der Alltagsaufgaben – Vorstellung des Sitzungsablaufs	– Folie 5-1 (◻ Abb. 15.15) – Folie 4-1 (◻ Abb. 15.13) – Folie 1-3 (◻ Abb. 15.4)	15
2	Chaosorganisation Teil 3 – Ablagesystem	– Aufbewahrungssystem für wichtige Dinge – Ablagesystem für wichtige Unterlagen	– Handout 9 a (◻ Abb. 6.1) – Handout 9 b (◻ Abb. 6.2) – Handout 15 (◻ Abb. 8.1)	30
3	Bergfest	– Bergfest	–	30
4	Abschluss	– Feedback (optional) – Zielklärung – Alltagsaufgaben – Informationen an die Trainingscoaches – Blitzlicht (frei wählbar, ▸ Kap. 14)	– Fragebogen (◻ Abb. 15.1, optional) – Handout 3 (◻ Abb. 3.4) – Handout T4 (◻ Abb. 8.2) – Folie 4-2 (◻ Abb. 15.14)	15

ª Dauer der Sitzung: ca. 100 min (inklusive Pause)

ihr schnell inhaltlich passende Unterlagen legen könnt, als einen Ordner zu führen, von dem ihr wisst, dass ihr das so nicht durchhalten werdet, weil ihr alles dann immer einsortieren müsst. Beschriftet Eure Ablage – damit ihr gleich wisst, was hineingehört. Werft alles weg, was ihr nicht braucht! Zur Entscheidungshilfe könnt ihr Euren Trainingscoach um Hilfe bitten."

Der Trainer sollte ergänzen, dass viele Menschen mit ADHS dazu neigen, Dinge zu horten, weil sie denken, sie könnten diese noch einmal brauchen.

❯ Um sicherzustellen, dass das Ablagesystem auch benutzt wird, sind feste Zeiten mithilfe des Terminkalenders einzuplanen, an denen alle herumliegenden Sachen in das Ablagesystem eingeordnet werden.

Für den Trainer „Jetzt möchte ich jeden von Euch bitten, einen Aktionsplan (Handout 9 a, ◻ Abb. 6.1; Handout 9 b, ◻ Abb. 6.2) für die Erstellung Eures Ablagesystems zu entwerfen. Nehmt Euch Zeit dazu."

Die Jugendlichen stellen ihre Ideen vor, die anderen können Feedback, Ratschläge geben.

8.3.3 Thema 3: Bergfest

Ziel Die Teilnehmer sollen Organisationstechniken anwenden.

Methode Selbständige Durchführung von Übungen

Die Jugendlichen haben das Bergfest vorbereitet. Sie werden nun gebeten, ein Spiel durchzuführen bzw. alles herzurichten, was sie vorbereitet haben.

Die Trainer besprechen mit den Jugendlichen, wie sie vorgegangen sind, loben bzw. klären Schwierigkeiten, die ggf. entstanden sind.

8.3.4 Thema 4: Abschluss

■ **Feedback (optional)**

Für den Trainer „Wir bitten Euch, am Ende des Trainings einen Fragebogen (◻ Abb. 15.1) auszufüllen. Mithilfe der Fragebogen erhalten wir eine Rückmeldung über das Training. Bitte nehmt Euch die Zeit, die Fragen in Ruhe und ehrlich zu beantworten."

■ **Zielklärung**

Die Teilnehmer werden gebeten, einzuschätzen, wie weit sie bereits ihr Ziel erreicht haben (Handout 3, ◻ Abb. 3.4). Darüber hinaus sollen sie überlegen, inwieweit sie die Inhalte der heutigen Sitzung zur Erreichung ihrer Ziele nutzen können.

Die Teilnehmer stellen reihum ihre Überlegungen vor, die Trainer machen sich auf Folie 4-2 (◻ Abb. 15.14) Notizen.

■ **Alltagsaufgaben**

Für den Trainer „Zur Vorbereitung der nächsten Sitzung möchten wir Euch bitten, das von Euch heute in einem Aktionsplan entworfene Ablagesystem durchzuführen und zu fotografieren/filmen. Bitte bringt die Aufnahmen beim nächsten Mal mit, damit alle sehen können, wie ihr vorgeht. Wendet weiterhin den Terminkalender, das Notizbuch und die Aufgabenliste an. Und denkt an Eure Zielerreichungen gemeinsam mit Eurem Trainingscoach. Die Aufgaben sind auf Handout 3 (◻ Abb. 3.4) nochmals notiert."

▪ **Information an die Trainingscoaches**

Die Trainer weisen auf die Informationen an den Trainingscoach hin (Handout T5, ◼ Abb. 8.2).

▪ **Blitzlicht**

Die Trainer dienen hier als Modell und beenden die Sitzung mit einem persönlichen Blitzlicht. Die Teilnehmer folgen dann reihum. Das Blitzlicht ist frei wählbar (▶ Kap. 14).

> ❯ Regel: Das Blitzlicht bleibt sowohl von den Trainern als auch von den Teilnehmern unkommentiert.

8.4   Handouts für Sitzung 4

Handout 15	Entwicklung eines Ablagesystems	◼ Abb. 8.1
Handout T5	Sitzung 5: Chaosorganisation Teil 3 und Bergfest – Informationen an die Trainingscoaches	◼ Abb. 8.2

SAVE – Strategien zur Verbesserung der Aufmerksamkeit, Verhaltensorganisation und Emotionsregulation

Handout 15	Entwicklung eines Ablagesystems

1. Für wichtige Gegenstände:
- Entscheide, wo diese Ablage ihren Platz finden soll.
- Entscheide, wie Du die Ablage gestalten willst.
- Überlege Dir genau, welche wichtigen Gegenstände in diese Ablage kommen sollen.

Wichtig: Jedes Mal, wenn Du die Gegenstände an einem anderen Ort findest, bringe sie sofort an ihren Platz zurück!

Tipp: Beziehe Deine Familienmitglieder/Trainingscoaches/Freunde mit ein.

2. Für wichtige Unterlagen:
- Entscheide, wo diese Ablage ihren Platz finden soll.
- Entscheide, wie Du die Ablage gestalten willst („keep it simple").
- Überlege Dir genau, welche wichtigen Unterlagen in diese Ablage kommen sollen.

Wichtig: Wirf alles weg, was Du nicht brauchst!
Beschrifte Deine Ablage, damit Du gleich weißt, was alles hineingehört.

Tipp: Plane Dir eine feste Zeit in Deinem Terminkalender ein, zu der Du alle herumliegenden Unterlagen in Dein Ablagesystem einordnest.

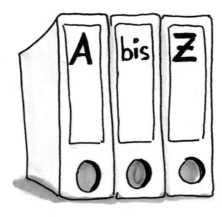

☐ **Abb. 8.1** Handout 15: Entwicklung eines Ablagesystems

SAVE – Strategien zur Verbesserung der Aufmerksamkeit, Verhaltensorganisation und Emotionsregulation

Handout T5	Sitzung 5: Chaosorganisation 3 und Bergfest – Informationen an die Trainingscoaches	

Lieber Trainingscoach,

heute haben die Jugendlichen ein Ablagesystem vorgestellt bekommen, damit sie einfach und dennoch systematisch eine bessere Ordnung in ihre Unterlagen und ihre Gegenstände bringen können.
Anschließend haben wir das Bergfest gefeiert.

Als Alltagsaufgabe sollen die Jugendlichen den Terminkalender, das Notizbuch und die Aufgabenliste weiterführen. Zusätzlich sollen sie einen Aktionsplan für die Entwicklung eines Ablagesystems erstellen, dieses auch umsetzen und fotografieren. Und wie immer sollen sie an ihrem eigenen Ziel weiterarbeiten.

◘ Abb. 8.2 Handout T5: Sitzung 5: Chaosorganisation Teil 3 und Bergfest – Informationen an die Trainingscoaches

Sitzung 6: Aufmerksamkeit Teil 1

N. Spröber et al., *SAVE – Strategien für Jugendliche mit ADHS,*
DOI 10.1007/978-3-642-38362-5_9, © Springer-Verlag Berlin Heidelberg 2013

9.1   Schwerpunktthemen

— Aufmerksamkeitsspanne
— Reduktion der Ablenkbarkeit

9.2   Ablauf

Eine Übersicht zur Sitzung 6 zeigt ◘ Tab. 9.1.

9.3   Themen der Sitzung

1. Beginn
2. Die Aufmerksamkeitsspanne
3. Actionspiel
4. Verzögerung der Ablenkung
5. Konzentrationsübung
6. Abschluss

9.3.1   Thema 1: Beginn

Ziel Die Teilnehmer sollen ihre Stimmungslage beschreiben, den heutigen Sitzungsablauf wiedergeben, die Inhalte der letzten Sitzung wiederholen können, Alltagsaufgaben vergleichen.

Methode Blitzlicht, Diskussion

▪ **Blitzlicht**
Für den Trainer „Auch heute starten wir mit einem Blitzlicht. Bitte …"
Das Blitzlicht ist frei wählbar (► Kap. 14).

▪ **Wiederholung der letzten Sitzung**
Die Trainer bitten die Teilnehmer, die Inhalte der letzten Sitzung zu wiederholen. Sie zeigen zur Unterstützung nochmals die Folie mit dem Sitzungsablauf von Sitzung 5 (Folie 5-1, ◘ Abb. 15.15).

▪ **Besprechung der Alltagsaufgaben**
Die Trainer bitten die Jugendlichen, die Alltagsaufgaben der vergangenen Sitzung zu zeigen (Aufnahme Ablagesystem, Verwendung Terminkalender, Notizbuch, Aufgabenliste). Die Trainer notieren (Folie 1-3, ◘ Abb. 15.4), ob die Jugendlichen die Aufgaben durchgeführt haben. Die Jugendlichen stellen nacheinander ihr Ablagesystem der Gruppe vor. Über Vor- und Nachteile der einzelnen Ideen wird diskutiert.

▪ **Vorstellung des Sitzungsablaufs**
Die Trainer geben einen kurzen Überblick über die Inhalte/den Ablauf von Sitzung 6 (Folie 6-1, ◘ Abb. 15.16); mögliche Fragen können geklärt werden.

9.3.2   Thema 2: Die Aufmerksamkeitsspanne

Ziel Die Jugendlichen sollen ihre individuelle Aufmerksamkeitsspanne bestimmen, Aufgaben der Aufmerksamkeitsspanne folgend einteilen lernen, Pausen sinnvoll planen und durchführen.

Methode Kurzvortrag, praktische Übung, Diskussion

▪ **Abschätzen der eigenen Aufmerksamkeitsspanne**
Für den Trainer „Menschen mit ADHS berichten oft, dass sie Schwierigkeiten damit haben, eine Aufgabe vollständig durchzuführen, da sie durch andere, weniger wichtige Aufgaben oder Umgebungsreize abgelenkt werden. Dies hat nichts mit geringen Fähigkeiten oder fehlender Intelligenz zu tun. Aber: Menschen mit ADHS müssen zusätzliche Fertigkeiten entwickeln, um mit diesem Problem der Ablenkung zurechtzukommen. Ihr könnt Fertigkeiten entwickeln, um mit der Ablenkbarkeit umzugehen und Eure Fähigkeiten optimal auszunutzen. Dafür gibt es verschiedene Strategien, die wir zusammen erarbeiten möchten."
Die Jugendlichen sollen einschätzen, wie lange sie sich auf eine eintönige Aufgabe konzentrieren können, ohne abzuschweifen.

▪ **Messen der Aufmerksamkeitsspanne**
Die Teilnehmer bekommen eine monotone Aufgabe zugeteilt (z. B. d2-Test mehrfach bearbeiten, einen bestimmten Buchstaben in einer Zeitung durchstreichen, einfache, eintönige Mathematikaufgaben bearbeiten). Jeder Jugendliche sollte eine Stoppuhr/Uhr neben sich liegen haben.
Zunächst werden die Jugendlichen gebeten, einzuschätzen, wie lange sie sich auf diese eintönige Aufgabe konzentrieren werden können. Wenn der Trainer das Startzeichen gibt, beginnen die Jugendlichen die Aufgabenbearbeitung. Jeder Einzelne achtet darauf, wann ablenkende Gedanken kommen, sie/er abschweift von der eigentlichen Aufgabe. In diesem Moment sollte die Uhr gestoppt werden. Der Jugendliche hat so seine Aufmerksamkeitsspanne erfasst.
Wenn alle Jugendlichen ihre Aufmerksamkeitsspanne festgelegt haben, werden die Erfahrungen ausgetauscht: Weicht z. B. die geschätzte Aufmerksamkeitsspanne von der tatsächlichen ab?

	Thema	Konkreter Ablauf	Benötigte Materialien	Zeit (min)ª
Tab. 9.1 Übersicht über Sitzung 6				
1	Beginn	– Blitzlicht (frei wählbar, ▶ Kap. 14) – Wiederholung der letzten Sitzung – Besprechung der Alltagsaufgaben – Vorstellung des Sitzungsablaufs	– Folie 6-1 (◘ Abb. 15.16) – Folie 5-1 (◘ Abb. 15.15) – Folie 1-3 (◘ Abb. 15.4)	15
2	Die Aufmerksamkeits-spanne	– Abschätzen der eigenen Aufmerksamkeits-spanne – Messen der Aufmerksamkeitsspanne – Aufgabeneinteilung	– Handout 16 (◘ Abb. 9.1) – d2-Test (mehrfach) – Zeitungsseiten – Stoppuhr	30
3	Actionspiel	– Frei wählbar (▶ Kap. 14)	–	10
4	Verzögerung der Ablenkung	– 9 Schritte zur Verzögerung der Ablenkung	– Handout 17 (◘ Abb. 9.2)	20
5	Konzentrationsübung	– Frei wählbar (▶ Kap. 14)	–	10
6	Abschluss	– Feedback (optional) – Zielklärung – Einschätzung der Konzentrationsübung – Alltagsaufgaben – Informationen an die Trainingscoaches – Blitzlicht (frei wählbar, ▶ Kap. 14)	– Fragebogen (◘ Abb. 15.1, optional) – Handout 3 (◘ Abb. 3.4) – Handout T6 (◘ Abb. 9.3) – Folie 4-2 (◘ Abb. 15.14)	15

ª Dauer der Sitzung: ca. 110 min (inklusive Pause)

Zum Alltagstransfer werden die Jugendlichen gebeten, zu Hause die Übung noch zweimal zu wiederholen und dann den Durchschnitt der so gemessenen Aufmerksamkeitsspanne zu ermitteln (Handout 16, ◘ Abb. 9.1).

❯ **Zukünftig sollen Aufgaben, die länger als die ermittelte Aufmerksamkeitsspanne dauern, analog zu dieser eingeteilt werden. So können z. B. 10-Minuten-Abschnitte bei Erledigung der Hausaufgaben oder beim Lesen eines Buches gewählt werden.**

▪ **Aufgabeneinteilung**

Für den Trainer „Natürlich ist es das Ziel, dass ihr lernt, Eure Aufmerksamkeitsspanne zu steigern. Zunächst solltet ihr aber – wenn das möglich ist – immer eine kurze Pause nach Ablauf Eurer Aufmerksamkeitsspanne einlegen. Mit kurz meine ich ca. 30 s bis 1 min. In dieser Zeit ist es sinnvoll, sich zurückzulehnen, tief durchzuatmen, etwas zu trinken und sich dann die Aufgabe wieder vor Augen zu führen. Vielen Menschen hilft es, wenn sie sich durch innere Anweisungen selbst steuern. Zum Beispiel könnte ich zu mir sagen: ‚Ich habe mich bisher gut konzentriert, atme kurz durch, trinke etwas, jetzt werde ich den Text weiterlesen. Dann arbeite ich konzentriert weiter und mache nach Ablauf meiner Aufmerksamkeitsspanne die nächste kurze Pause.‘ Nach spätestens 45 min solltet ihr jedoch eine längere Pause von ca. 5–8 min machen.

Wie könntet ihr diese Pause so gestalten, dass ihr Euch erholen könnt?"

Die Jugendlichen dürfen Ideen nennen. Folgende Vorschläge sollten an dieser Stelle genannt werden:
– Kurze Bewegung
– An die frische Luft gehen
– Eine Kleinigkeit essen/trinken
– Kurze Tätigkeiten im Haushalt, wie Blumen gießen/die Spülmaschine einschalten

❯ **Nicht sinnvoll sind Aktivitäten, die entweder ebenfalls Konzentration benötigen (z. B. Konzentrationsübung) oder einen hohen Aufforderungscharakter dazu besitzen, sich in die Länge zu ziehen (z. B. im Internet surfen, jemanden anrufen).**

Für den Trainer „Wenn ihr die Einteilung der Aufmerksamkeitsspanne an drei Tagen eingehalten habt, und es Euch gelungen ist, Euch für diesen bestimmten Zeitabschnitt zu konzentrieren, dann könnt ihr die Aufmerksamkeitsspanne um 1 min erhöhen usw. Wichtig ist jedoch, dass ihr nicht zu schnell vorgeht. Und bitte merkt Euch: Länger als ca. 45 min ist es nicht sinnvoll, ohne Pause zu arbeiten!"

9.3.3 Thema 3: Actionspiel

Das Actionspiel ist frei wählbar (▶ Kap. 14).

9.3.4 Thema 4: Verzögerung der Ablenkung

Ziel Die Jugendlichen sollen Möglichkeiten zur Reduktion von Ablenkung wiedergeben und benutzen können.

Methode Interaktiver Kurzvortrag

Für den Trainer „Gerade haben wir uns damit beschäftigt, zu üben, die Aufmerksamkeitsspanne wahrzunehmen, Pausen einzuplanen und die Aufmerksamkeitsspanne langsam zu steigern. Jetzt wollen wir gemeinsam überlegen, wie Ablenkungen reduziert werden können. Ich erzähle Euch ein Beispiel: ‚Ein Jugendlicher lernt gerade für eine Prüfung. Während er lernt, fallen ihm ständig Aktivitäten ein, von denen er denkt, er müsse sie jetzt erledigen: So steht er auf, räumt die Spülmaschine ein, arbeitet weiter, kurz darauf geht er die Blumen gießen. Er arbeitet weiter. Dann checkt er seine Mailbox.' Kennt ihr so etwas?"

Die Jugendlichen tauschen ihre Erfahrungen aus. Sie werden dazu angeleitet, sich zu überlegen, weshalb das Verhalten des Jugendlichen problematisch ist. In der Diskussion sollten folgende Stichpunkte erwähnt werden:
- Das konzentrierte Lernen wird ständig unterbrochen.
- Der Jugendliche erledigt sog. C-Aufgaben (die teilweise vielleicht auch Pflichtaufgaben sind, aber vom mühsamen Lernen ablenken), obwohl er eigentlich bei der Erledigung einer A-Aufgabe ist.
- Vermutlich ist der Jugendliche am Ende unzufrieden mit seinem Lernergebnis.

Die Jugendlichen werden gebeten, sich Handout 17 (◻ Abb. 9.2) durchzulesen; Fragen dazu werden besprochen.

9.3.5 Thema 5: Konzentrationsübung

Die Konzentrationsübung ist frei wählbar (▶ Kap. 14).

9.3.6 Thema 6: Abschluss

■ **Feedback (optional)**
Für den Trainer „Wir bitten Euch, am Ende des Trainings einen Fragebogen (◻ Abb. 15.1) auszufüllen. Mithilfe der Fragebogen erhalten wir eine Rückmeldung über das Training. Bitte nehmt Euch die Zeit, die Fragen in Ruhe und ehrlich zu beantworten."

■ **Zielklärung**
Die Teilnehmer werden gebeten, einzuschätzen, wie weit sie bereits ihr Ziel erreicht haben (Handout 3, ◻ Abb. 3.4). Darüber hinaus sollen sie überlegen, inwieweit sie die Inhalte der heutigen Sitzung zur Erreichung ihrer Ziele nutzen können.

Die Teilnehmer stellen reihum ihre Überlegungen vor, die Trainer machen sich auf Folie 4-2 (◻ Abb. 15.14) Notizen.

■ **Einschätzung der Konzentrationsübung**
In einem nächsten Schritt sollen sie die durchgeführte Konzentrationsübung notieren und bewerten, wie hilfreich sie diese fanden (Handout 3, ◻ Abb. 3.4).

■ **Information an den Trainingscoach**
Die Trainer weisen auf die Informationen an den Trainingscoach hin (Handout T6, ◻ Abb. 9.3).

■ **Alltagsaufgaben**
Für den Trainer „Zur Vorbereitung der nächsten Sitzung möchten wir Euch bitten, zu Hause Eure Aufmerksamkeitsspanne zu berechnen, diese bei der Bearbeitung von Aufgaben einzuhalten und ggf. immer ein wenig auszuweiten. Darüber hinaus sollt Ihr die Strategien zur Reduktion der Ablenkung anwenden. Und natürlich wie immer: An Terminkalender, Notizbuch, Aufgabenliste und Eure individuelle Zielerreichung denken. Die Aufgabe ist auf Handout 3 (◻ Abb. 3.4) erläutert."

■ **Blitzlicht**
Die Trainer dienen hier als Modell und beenden die Sitzung mit einem persönlichen Blitzlicht. Die Teilnehmer folgen dann reihum. Das Blitzlicht ist frei wählbar (▶ Kap. 14)

❯ Regel: Das Blitzlicht bleibt sowohl von den Trainern als auch von den Teilnehmern unkommentiert.

9.4 Handouts für Sitzung 6

Handout 16	Das richtige Timing	◻ Abb. 9.1
Handout 17	9 Schritte zur Verzögerung der Ablenkung	◻ Abb. 9.2
Handout T6	Sitzung 6: Aufmerksamkeit Teil 1 – Informationen an die Trainingscoaches	◻ Abb. 9.3

SAVE – Strategien zur Verbesserung der Aufmerksamkeit, Verhaltensorganisation und Emotionsregulation

Handout 16	Das richtige Timing

1. Berechnung Deiner Aufmerksamkeitsspanne:

- Wähle eine langweilige Aufgabe aus, die Du machen musst.
- Wähle dafür einen Zeitpunkt, zu dem Du ungestört arbeiten kannst.
- Nimm eine Stoppuhr, z.B. in Deinem Handy.
- Sobald Du mit der Aufgabe anfängst, starte die Stoppuhr.
- Arbeite so lange, bis Du normal eine Pause machen würdest (z.B. auf die Toilette gehen, Dich mit anderen Gedanken ablenken, jemanden anrufen wollen).
- Wenn Du die Arbeit jetzt unterbrichst, stoppe die Stoppuhr.
- Schaue nach, wie lange Du es geschafft hast, an der Aufgabe dranzubleiben.
- Schreibe Dir diesen Wert in Dein Notizbuch.
- Wiederhole diese Übung ca. dreimal und berechne dann den Durchschnitt Deiner Arbeitszeiten. Dann erhältst Du Deine Aufmerksamkeitsspanne.

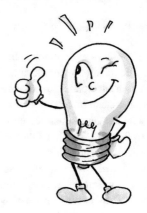

2. Aufgaben timen:

- Denke jetzt an die Problemlösetechnik.
- Und unterteile langweilige und unbewältigbar scheinende Aufgaben in kurze Abschnitte.
- Diese Abschnitte sollen ungefähr die Länge Deiner Aufmerksamkeitsspanne haben.
- Mache Pausen zwischen den Abschnitten.

SAVE – Strategien zur Verbesserung der Aufmerksamkeit, Verhaltensorganisation und Emotionsregulation

| Handout 17 | 9 Schritte zur Verzögerung der Ablenkung |

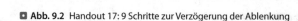

1 Entscheide Dich für eine Aufgabe und lege Dein Notizbuch bereit.
Stelle Deine Stoppuhr auf eine bestimmte Zeitspanne – entweder auf Deine normale Aufmerksamkeitsspanne oder plane eine kleine Steigerung ein.

2 Beginne mit der Aufgabe.

3 Kommt ein Ablenkungsgedanke/ein Handlungsimpuls in Deinen Kopf, schreibe den Gedanken in Dein Notizbuch. Aber tu nichts in Richtung des Gedankens!

4 Hast Du den ablenkenden Gedanken notiert, dann sage Dir Dinge wie: „Ich werde mich später darum kümmern." oder „Das ist keine A-Aufgabe!"

5 Kehre möglichst schnell zu Deiner ursprünglichen Aufgabe zurück.

6 Erst wenn die Stoppuhr klingelt, machst Du eine Pause.

7 Jetzt kannst Du auf die Ablenkungsliste schauen und entscheiden, ob Du Dich jetzt oder später darum kümmerst.

8 Wenn Du Deine Arbeit für den Tag abgeschlossen hast, dann schau Dir die Ablenkungsliste nochmals an.

9 Entscheide, welche Dinge wirklich wichtig sind und erledigt werden müssen.
Die, die tatsächlich wichtig sind und erledigt werden müssen, schreibst Du Dir in Dein Notizbuch!

◻ **Abb. 9.2** Handout 17: 9 Schritte zur Verzögerung der Ablenkung

SAVE – Strategien zur Verbesserung der Aufmerksamkeit, Verhaltensorganisation und Emotionsregulation

Handout T6	Sitzung 6: Aufmerksamkeit Teil 1 – Informationen an die Trainingscoaches	

Lieber Trainingscoach,

Schwerpunkt der heutigen Sitzung war eine Verbesserung der Aufmerksamkeit. Dazu haben wir uns zunächst mit der Aufmerksamkeitsspanne beschäftigt. Die Jugendlichen haben eingeschätzt und dann getestet, wie lange jeder konzentriert arbeiten kann. Sie haben ihre Aufmerksamkeitsspanne gestoppt. Nachfolgend haben die Jugendlichen Ideen zur Verzögerung der Ablenkung vorgestellt bekommen.

Als Alltagsaufgabe sollen die Jugendlichen den Terminkalender, das Notizbuch, die Aufgabenliste und das Ablagesystem weiterführen. Sie sollen die Aufmerksamkeitsspanne zu Hause erneut berechnen, ggf. ausweiten. Wenn sie abgelenkt werden durch Gedanken, sollen sie die Schritte zur Verzögerung der Ablenkung anwenden. Und wie immer sollen sie an ihrem eigenen Ziel weiterarbeiten.

◘ Abb. 9.3 Handout T6: Sitzung 6: Aufmerksamkeit Teil 1 – Informationen an die Trainingscoaches

Sitzung 7:
Aufmerksamkeit Teil 2

N. Spröber et al., *SAVE – Strategien für Jugendliche mit ADHS,*
DOI 10.1007/978-3-642-38362-5_10, © Springer-Verlag Berlin Heidelberg 2013

10.1 Schwerpunktthemen

— Gestaltung der Arbeitsumgebung
— Etablieren von Erinnerungshilfen und eines Alarm-systems

10.2 Ablauf

Eine Übersicht zur Sitzung 7 zeigt ◘ Tab. 10.1.

10.3 Themen der Sitzung

1. Beginn
2. Veränderung der Umgebung
3. Actionspiel
4. Techniken zur Reduzierung der Ablenkbarkeit
5. Konzentrationsübung
6. Abschluss

10.3.1 Thema 1: Beginn

Ziel Die Teilnehmer sollen ihre Stimmungslage beschreiben, den heutigen Sitzungsablauf wiedergeben, die Inhalte der letzten Sitzung wiederholen können, Alltagsaufgaben vergleichen.

Methode Blitzlicht, Diskussion

■ **Blitzlicht**
Für den Trainer „Als Blitzlicht haben wir uns heute Folgendes überlegt. Bitte …"
Das Blitzlicht ist frei wählbar (► Kap. 14).

■ **Wiederholung der letzten Sitzung**
Die Trainer bitten die Teilnehmer, die Inhalte der letzten Sitzung zu wiederholen. Sie zeigen zur Unterstützung nochmals die Folie mit dem Sitzungsablauf von Sitzung 6 (Folie 6-1, ◘ Abb. 15.16).

■ **Besprechung der Alltagsaufgaben**
Die Trainer bitten die Jugendlichen, die Alltagsaufgaben der vergangenen Sitzung zu zeigen (Berechnung der Aufmerksamkeitsspanne, Einteilung von Aufgaben nach der Aufmerksamkeitsspanne, Anwendung Notizbuch, Terminkalender, Aufgabenliste). Die Trainer notieren (Folie 1-3, ◘ Abb. 15.4), ob die Jugendlichen die Aufgaben durchgeführt haben.

■ **Vorstellung des Sitzungsablaufs**
Die Trainer geben einen kurzen Überblick über die Inhalte/den Ablauf von Sitzung 7 (Folie 7-1, ◘ Abb. 15.17); mögliche Fragen können geklärt werden.

10.3.2 Thema 2: Veränderung der Umgebung

Ziel Die Jugendlichen sollen Ablenkungsreize der Umgebung bestimmen, Veränderungen ableiten können.

Methode Kurzvortrag, Kartenabfrage in Kleingruppen, Diskussion, Einzelarbeit

■ **Die Arbeitsumgebung**
Für den Trainer „In der letzten Sitzung haben wir uns mit ‚inneren Ablenkungsreizen', den Gedanken oder Handlungsimpulsen, beschäftigt. In dieser Sitzung wollen wir uns mit Ablenkungsreizen durch die Umgebung beschäftigen. Außerdem werden wir Euch zeigen, wie man sich mithilfe von sog. ‚Remindern' (Erinnerungshilfen) besser auf seine aktuelle Aufgabe konzentrieren kann.

Für Menschen mit ADHS ist es wichtig, in einer Umgebung mit möglichst wenigen Ablenkungsreizen zu arbeiten. Bitte geht zu zweit zusammen, nehmt Euch Karteikarten und überlegt gemeinsam, welche Ablenkungen die Umgebung manchmal bietet. Schreibt dazu bitte jede Eurer Ideen auf eine Extrakarte."

Die Jugendlichen erhalten ca. 5 min Zeit, um ihre Ideen zu notieren, dann dürfen sie die Karteikarten an eine Wand/Tafel heften (untereinander). Die Ergebnisse werden diskutiert.

Typische Ablenkungsreize der Umgebung sind z. B.:
— Handy/iPhone
— Internet
— Radio/Musik/Fernsehen
— Blick aus dem Fenster
— Gegenstände auf dem Schreibtisch
— Unordnung im Zimmer
— Geräuschkulisse in der Wohnung/im Haus

Gemeinsam werden Möglichkeiten gesucht, um die einzelnen Ablenkungsreize zu reduzieren. Diese Ideen werden neben der jeweiligen Karteikarte notiert. Die Teilnehmer überlegen sich gemeinsam, wie sie die Arbeitsumgebung reizärmer gestalten können.

Möglichkeiten zur Reduktion von Umgebungsreizen können sein:
— Handy/iPhone wegpacken und/oder leise stellen
— Computer abschalten
— Schreibtisch gründlich aufräumen
— Radio und Fernseher ausschalten

◘ Tab. 10.1 Übersicht über Sitzung 7

	Thema	Konkreter Ablauf	Benötigte Materialien	Zeit (min)[a]
1	Beginn	– Blitzlicht (frei wählbar, ▶ Kap. 14) – Wiederholung der letzten Sitzung – Besprechung der Alltagsaufgaben – Vorstellung des Sitzungsablaufs	– Folie 7-1 (◘ Abb. 15.17) – Folie 6-1 (◘ Abb. 15.16) – Folie 1-3 (◘ Abb. 15.4)	15
2	Veränderung der Umgebung	– Die Arbeitsumgebung – Analyse der individuellen Arbeitsumgebung	– Handout 18 (◘ Abb. 10.1) – Metaplantafel – Karten für Kartenabfrage – Papierblätter	30
3	Actionspiel	– Frei wählbar (▶ Kap. 14)	–	10
4	Techniken zur Reduzierung der Ablenkbarkeit	– Erinnerungshilfen und Alarmsystem	–	30
5	Konzentrationsübung	– Frei wählbar (▶ Kap. 14)	–	10
6	Abschluss	– Feedback (optional) – Zielklärung – Einschätzung der Konzentrationsübung – Alltagsaufgaben – Informationen an die Trainingscoaches – Blitzlicht (frei wählbar, ▶ Kap. 14)	– Fragebogen (◘ Abb. 15.1, optional) – Handout 3 (◘ Abb. 3.4) – Handout T7 (◘ Abb. 10.2) – Folie 4-2 (◘ Abb. 15.14)	20

[a] Dauer der Sitzung: ca. 120 min (inklusive Pause)

━ Andere darum bitten, nicht zu stören
━ Schreibtisch vom Fenster wegstellen

▪ **Analyse der individuellen Arbeitsumgebung**
Die Jugendlichen werden gebeten, ihren Arbeitsplatz zu analysieren. Sie sollen ihren Arbeitsplatz inklusive der Ablenkungsreize skizzieren. Anschließend stellen die Jugendlichen sich gegenseitig ihren Arbeitsplatz vor. Sie können sich beraten, wie der Arbeitsplatz umgestaltet werden kann (Handout 18, ◘ Abb. 10.1).

Die Jugendlichen werden dazu aufgefordert, ihre Arbeitsumgebung zu Hause umzugestalten bzw. sich einen reizarmen Arbeitsplatz zu suchen. Sie werden auf die Verwendung des Ablagesystems hingewiesen, sollte es notwendig sein, Ordnung zu schaffen.

10.3.3 **Thema 3: Actionspiel**

Das Actionspiel ist frei wählbar (▶ Kap. 14).

10.3.4 **Thema 4: Techniken zur Reduzierung der Ablenkbarkeit**

Ziel Die Jugendlichen sollen ein Alarmsystem für Ablenkungen entwickeln, Umsetzung ableiten.

Methode Kurzvortrag, Diskussion

Für den Trainer „Wir haben bereits viele Techniken besprochen, die Euch im Alltag helfen können, Euch besser zu organisieren oder aufmerksamer zu sein. Um diese auch gut anwenden zu können, ist es wichtig, dass ihr sie über einen längeren Zeitraum ausprobiert, damit jeder seine ganz speziellen Vorgehensweisen festlegt. Was ist aber oft das Problem im Alltag, wenn man sich etwas Neues vornimmt?"

Der Trainer regt eine kurze Diskussion an, in der die Jugendlichen herausarbeiten sollten, dass es manchmal schwierig ist, im Alltag – v. a. bei Stress – an die Umsetzung neuer Verhaltensweisen zu denken. Er kann sich dabei ggf. auf Rückmeldungen zu den Alltagsaufgaben beziehen, da es häufig vorkommt, dass Jugendliche formulieren, wie schwer es ihnen fällt, sich an die Alltagsaufgaben zuverlässig zu erinnern.

▪ **Erinnerungshilfen und Alarmsystem**
Für den Trainer „Welche Hilfestellungen sind denkbar, um sich an neue Verhaltensweisen zu erinnern?"

Der Trainer sammelt gemeinsam mit den Jugendlichen Ideen. Sinnvolle Strategien sind:
━ Ein Wecksystem einrichten (z. B. sich täglich per Handy/iPhone erinnern lassen)
━ Den Trainingscoach bitten, regelmäßig nachzufragen

— Klebepunkte an gut sichtbaren Stellen anbringen, die an die Verhaltensweise erinnern

— Gut sichtbaren Zettel anbringen mit einer Erinnerung (z. B. „Erledige immer zuerst A-Aufgaben!")

— Klebepunkte anbringen, die einen vor Ablenkung warnen (z. B. an Laptop, Kühlschrank, Fernseher einen roten Klebepunkt anbringen, der aussagt: „Stopp – Ist diese Tätigkeit/Aufgabe gerade wichtig oder lenke ich mich ab?")

10.3.5 Thema 5: Konzentrationsübung

Die Konzentrationsübung ist frei wählbar (▶ Kap. 14).

10.3.6 Thema 6: Abschluss

▪ **Feedback (optional)**
Für den Trainer „Wir bitten Euch, am Ende des Trainings einen Fragebogen (◻ Abb. 15.1) auszufüllen. Mithilfe der Fragebogen erhalten wir eine Rückmeldung über das Training. Bitte nehmt Euch die Zeit, die Fragen in Ruhe und ehrlich zu beantworten."

▪ **Zielklärung**
Die Teilnehmer werden gebeten, einzuschätzen, wie weit sie bereits ihr Ziel erreicht haben (Handout 3, ◻ Abb. 3.4). Darüber hinaus sollen sie überlegen, inwieweit sie die Inhalte der heutigen Sitzung zur Erreichung ihrer Ziele nutzen können.

Die Teilnehmer stellen reihum ihre Überlegungen vor, die Trainer machen sich auf Folie 4-2 (◻ Abb. 15.14) Notizen.

▪ **Einschätzung der Konzentrationsübung**
In einem nächsten Schritt sollen sie die durchgeführte Konzentrationsübung notieren und bewerten, wie hilfreich sie diese fanden (Handout 3, ◻ Abb. 3.4).

▪ **Informationen an die Trainingscoaches**
Die Trainer weisen auf die Informationen an den Trainingscoach hin (Handout T7, ◻ Abb. 10.2).

▪ **Alltagsaufgaben**
Für den Trainer „Zur Vorbereitung der nächsten Sitzung möchten wir Euch bitten, Euren Arbeitsplatz reizärmer zu gestalten, ihn dann zu fotografieren und die Aufnahme beim nächsten Mal mitzubringen (Handout 18, ◻ Abb. 10.1). Bitte wendet auch alle bisher gelernten Techniken weiterhin an. Alle Alltagsaufgaben könnt ihr auf Handout 3 (◻ Abb. 3.4) nachlesen. Fragen dazu?"
Offene Fragen werden kurz geklärt.

▪ **Blitzlicht**
Die Trainer dienen hier als Modell und beenden die Sitzung mit einem persönlichen Blitzlicht. Die Teilnehmer folgen dann reihum. Das Blitzlicht ist frei wählbar (▶ Kap. 14).

> **Regel:** Das Blitzlicht bleibt sowohl von den Trainern als auch von den Teilnehmern unkommentiert.

10.4 Handouts für Sitzung 7

Handout 18	Veränderung Deines Arbeitsplatzes	◻ Abb. 10.1
Handout T7	Sitzung 7: Aufmerksamkeit Teil 2 – Informationen an die Trainingscoaches	◻ Abb. 10.2

SAVE – Strategien zur Verbesserung der Aufmerksamkeit, Verhaltensorganisation und Emotionsregulation

Handout 18	Veränderung Deines Arbeitsplatzes

Verwende die folgende Tabelle, um die für Dich typischen Ablenkungen in Deiner Arbeitsumgebung zu erkennen und auszuschalten. Welche Veränderungen können Ablenkungen reduzieren?

Ablenkung	Veränderung der Arbeitsumgebung

◘ **Abb. 10.1** Handout 18: Veränderung Deines Arbeitsplatzes

SAVE – Strategien zur Verbesserung der Aufmerksamkeit, Verhaltensorganisation und Emotionsregulation		
Handout T7	**Sitzung 7: Aufmerksamkeit Teil 2 – Informationen an die Trainingscoaches**	

Lieber Trainingscoach,

in dieser Sitzung haben sich die Jugendlichen mit äußeren Ablenkungsreizen beschäftigt. Wir haben überlegt, wie ein Arbeitsplatz gestaltet sein soll, sodass die Jugendlichen konzentriert arbeiten können. Außerdem haben die Jugendlichen Möglichkeiten kennengelernt, wie sie ihr Gedächtnis stärken und sich besser erinnern können.

Als Alltagsaufgabe sollen die Jugendlichen den Terminkalender, das Notizbuch, die Aufgabenliste und das Ablagesystem weiterführen. Bei Aufgabenbearbeitungen sollen sie an die Aufmerksamkeitsspanne denken und Strategien zur Verzögerung der Ablenkung anwenden. Sie sollen die Arbeitsumgebung umgestalten und fotografieren sowie das Alarmsystem und die Erinnerungshilfen etablieren. Und wie immer sollen sie an ihrem eigenen Ziel weiterarbeiten.

◘ Abb. 10.2 Handout T7: Sitzung 7: Aufmerksamkeit Teil 2 – Informationen an die Trainingscoaches

Sitzung 8:
Emotionsregulation Teil 1

N. Spröber et al., *SAVE – Strategien für Jugendliche mit ADHS*,
DOI 10.1007/978-3-642-38362-5_11, © Springer-Verlag Berlin Heidelberg 2013

11.1   Schwerpunktthemen

■ Steigerung der Gelassenheit/Impulskontrolle

11.2   Ablauf

Eine Übersicht zur Sitzung 8 zeigt ◘ Tab. 11.1.

11.3   Themen der Sitzung

1. Beginn
2. Wie gelassen bin ich?
3. Actionspiel
4. Grundlagen der Gelassenheit
5. Konzentrationsübung
6. Abschluss

11.3.1   Thema 1: Beginn

Ziel Die Teilnehmer sollen ihre Stimmungslage beschreiben, den heutigen Sitzungsablauf wiedergeben, die Inhalte der letzten Sitzung wiederholen können, Alltagsaufgaben vergleichen.

Methode Blitzlicht, Diskussion

■ **Blitzlicht**
Für den Trainer „Als Blitzlicht haben wir uns heute Folgendes überlegt. Bitte …"
    Das Blitzlicht ist frei wählbar (▶ Kap. 14).

■ **Wiederholung der letzten Sitzung**
Die Trainer bitten die Teilnehmer, die Inhalte der letzten Sitzung zu wiederholen. Sie zeigen zur Unterstützung nochmals die Folie mit dem Sitzungsablauf von Sitzung 7 (Folie 7-1, ◘ Abb. 15.17).

■ **Besprechung der Alltagsaufgaben**
Die Trainer bitten die Jugendlichen, die Alltagsaufgaben der vergangenen Sitzung zu zeigen (Fotografie des veränderten Arbeitsplatzes, Etablierung Erinnerungshilfen/Alarmsystem, Einhaltung Aufmerksamkeitsspanne/Einplanen von Pausen, Anwendung Notizbuch, Terminkalender, Aufgabenliste). Die Trainer notieren (Folie 1-3, ◘ Abb. 15.4), ob die Jugendlichen die Aufgaben durchgeführt haben.

■ **Vorstellung des Sitzungsablaufs**
Die Trainer geben einen kurzen Überblick über die Inhalte/den Ablauf von Sitzung 8 (Folie 8-1, ◘ Abb. 15.18); mögliche Fragen können geklärt werden.

11.3.2   Thema 2: Wie gelassen bin ich?

Ziel Die Jugendlichen sollen ihre Gefühle, Gedanken, Verhaltensweisen beschreiben können (Selbstwahrnehmung), Strategien zur Emotionsregulation ableiten und anwenden können.

Methode Filmausschnitt, Diskussion, Übung, Kurzvortrag
    Der Trainer zeigt einen Filmausschnitt, in dem eine Person „ausrastet", alternativ kann ein Rollenspiel von den beiden Trainern durchgeführt werden, bei dem einer der Trainer „ausrastet". Es schließt sich eine Diskussion an.

Für den Trainer „Was habt ihr bei der Person im Film/Rollenspiel wahrgenommen? Ist ihr Verhalten angemessen? Habt ihr Ideen, weshalb diese Person so reagiert?"
    In der Diskussion sollte besprochen werden, dass die dargestellte Person sehr impulsiv und heftig reagiert. Der Trainer sollte dabei darauf achten, dass die Jugendlichen getrennt das motorische Verhalten der Person, seine Körperreaktionen, beschreiben und Vermutungen über die inneren Prozesse (Gefühle, Gedanken) anstellen, die die Person zu diesen Verhaltensweisen bewegen könnten.
    Dann werden die Jugendlichen gebeten, anzugeben, ob sie impulsive Reaktionen von sich kennen.

■ **Gelassenheitsbarometer**
Für den Trainer „Jeder einzelne von Euch soll sich nun mit der eigenen Gelassenheit beschäftigen. Dazu nehmen wir uns Handout 19 (◘ Abb. 11.1) vor. Ich erkläre Euch das Arbeitsblatt zunächst. Eure Aufgabe wird es sein, anhand eines Ampelsystems bildhaft darzustellen, wie gelassen ihr durchschnittlich im Alltag seid. Dabei bedeutet ‚grün' = ich bin gelassen, ‚orange' = ich bin gereizt; ‚rot' = ich koche über. Bitte schraffiert zunächst die Fläche des Barometers in den genannten Farben. Dabei müsst ihr Euch überlegen, wie groß die einzelnen Flächen bei Euch im Allgemeinen sind. Fangt unten an und schraffiert die Fläche, die für den ‚grünen' Anteil steht, zeichnet danach ein, wie viele Anteile/welche Fläche für ‚orange' und welche für ‚rot' steht."
    Der Trainer ergänzt die Ausführungen mit einem Beispiel.

Für den Trainer „Ich gebe Euch ein Beispiel: Eine Person schätzt sich so ein, dass sie sehr oft gelassen/locker ist; das bedeutet, dass die grüne Fläche sehr groß ist. Sie ist zwar selten gereizt, aber wenn es brodelt, dann geht das sehr schnell und oft über in ‚innerlich kochen'; die orange Fläche wäre damit schmal, die rote wieder breiter einzuzeichnen."
    Die Trainingsteilnehmer zeichnen ihre persönlichen Gelassenheitsstufen im Alltag ein. Anschließend zeigen sie ihr Arbeitsblatt der Gruppe; die einzelnen Gelassenheitsbarometer werden kurz besprochen.

◻ Tab. 11.1 Übersicht über Sitzung 8

	Thema	Konkreter Ablauf	Benötigte Materialien	Zeit (min)ª
1	Beginn	– Blitzlicht (frei wählbar, ▶ Kap. 14) – Wiederholung der letzten Sitzung – Besprechung der Alltagsaufgaben – Vorstellung des Sitzungsablaufs	– Folie 8-1 (◻ Abb. 15.18) – Folie 7-1 (◻ Abb. 15.17) – Folie 1-3 (◻ Abb. 15.4)	15
2	Wie gelassen bin ich?	– Gelassenheitsbarometer – Woran erkenne ich meine Gelassenheits- stufe?	– Handout 19 (◻ Abb. 11.1) – Handout 20 (◻ Abb. 11.2) – Filmausschnittᵇ – Flipchart	35
3	Actionspiel	– Frei wählbar (▶ Kap. 14)	–	10
4	Grundlagen der Gelassenheit	– Die 10 Fragen zur Gelassenheit	– Handout 21 (◻ Abb. 11.3)	20
5	Konzentrationsübung	– Frei wählbar (▶ Kap. 14)	–	5
6	Abschluss	– Feedback (optional) – Zielklärung – Einschätzung der Konzentrationsübung – Alltagsaufgaben – Informationen an die Trainingscoaches – Blitzlicht (frei wählbar, ▶ Kap. 14)	– Fragebogen (◻ Abb. 15.1, optional) – Handout 3 (◻ Abb. 3.4) – Handout T8 (◻ Abb. 11.4) – Folie 4-2 (◻ Abb. 15.14)	20

ª Dauer der Sitzung: ca. 120 min (inklusive Pause)

ᵇ Vorschlag für den Filmausschnitt: Peter Segal (2003) Die Wutprobe (Originaltitel: Anger Management). Mit Adam Sandler und Jack Nicholson in den Hauptrollen. Sony Pictures Home Entertainment

---

■ **Woran erkenne ich meine Gelassenheitsstufe?**

Für den Trainer „Jetzt wissen wir, wie gelassen sich jeder von Euch einschätzt. Denkt nun bitte an das Filmbeispiel zurück. Stellt Euch vor, die Person im Film sei mit Euch befreundet, kommt zu Euch und bittet um Rat, weil sie/er nicht mehr so ausrasten will. Was könntet ihr empfehlen?"

Die Ideen der Jugendlichen werden gesammelt und auf eine Flipchart geschrieben. Dabei teilt der Trainer die Vorschläge in Kategorien ein:

▬ Verhaltensstrategien, z. B. soll zunächst weggehen, spazieren gehen, auf ein Kissen schlagen, in ein Kissen schreien

▬ Gedankenstrategien, z. B. soll sich sagen: „Ganz ruhig, denke erst nach!", gedankliche Ablenkungen, wie bis 10 zählen

▬ Physiologische Strategien, z. B. tief durchatmen

Der Trainer benennt die Einteilung, wenn die Ideensammlung erfolgt ist.

Für den Trainer „Ihr habt nun gute Ideen gehabt, wie eine Person gelassener reagieren kann. Damit ihr aber für Euch die wichtigen und passenden Strategien aussuchen könnt und auch frühzeitig merkt, wenn ihr in den ‚orangen' Bereich kommt, ist es entscheidend, genauer anzuschauen, weshalb ihr manchmal impulsiv reagiert, welche motorischen Verhaltensweisen, welche Gedanken, Gefühle und

Körperreaktionen ihr bei Euch feststellt. Diese hängen immer zusammen bzw. beeinflussen sich gegenseitig. Dazu nehmen wir Handout 20 (◻ Abb. 11.2) zur Hand. Bitte erinnert Euch an eine Situation, in der ihr ‚ausgerastet' seid und impulsiv reagiert habt. Füllt das Arbeitsblatt aus und stellt dar, welche Gedanken, Verhaltensweisen, Gefühle, Körperreaktionen bei Stufe ‚rot' da waren, aber erinnert Euch auch daran, was vorangegangen ist. Beschreibt auch Stufe ‚orange' und Stufe ‚grün'. Ich gebe Euch ein Beispiel: …"

Der Trainer benennt exemplarisch eine Beispielsituation und verdeutlicht, wie die Jugendlichen das Arbeitsblatt ausfüllen sollen.

11.3.3 Thema 3: Actionspiel

Das Actionspiel ist frei wählbar (▶ Kap. 14).

11.3.4 Thema 4: Grundlagen der Gelassenheit

Ziel Die Jugendlichen sollen die Grundlagen der Gelassenheit/Ausgeglichenheit erklären und für sich wichtige Strategien ableiten können.

Methode Kurzvortrag, Diskussion

Für den Trainer „Gerade habt ihr Euer Verhalten genau unter die Lupe genommen und erkannt, welche Frühwarnzeichen für einen ‚Ausraster' es bei Euch gibt. Damit ihr im Alltag aber grundsätzlich gelassen sein könnt, sind ein paar Grundlagen wichtig. Diese ermöglichen Euch, ausgeglichener zu sein.

Wenn ihr also feststellt, dass ihr zur Zeit oft im ‚orangen' Bereich seid, also häufig gereizt seid oder sogar ausrastet, dann könnt ihr Euch folgende Fragen stellen (Handout 21, ◪ Abb. 11.3):

— Schlafe ich genügend?
— Esse ich ausgewogen?
— Habe ich eine stimmungsverändernde Substanz (Alkohol, Drogen, Medikamente) eingenommen?
— Habe ich genügend Bewegung?
— Habe ich eine körperliche Krankheit?
— Erledige ich jeden Tag etwas, worauf ich stolz sein kann?
— Habe ich zufriedenstellende soziale Kontakte?
— Plane ich meine Aufgaben und meine Zeit sinnvoll?
— Mache ich täglich etwas, das mir Spaß macht bzw. das ich genießen kann?
— Bin ich in der Lage, Konflikte bzw. Probleme zu lösen?

Wenn ihr auf eine oder mehrere der Fragen mit ‚Nein' antworten müsst, dann ist es wichtig, dass ihr diesen Bereich verändert."

Den Jugendlichen wird an dieser Stelle ein wenig Zeit gegeben, sich für jeweils sie selbst betreffende Bereiche Veränderungsmöglichkeiten zu überlegen. Die Jugendlichen helfen sich bei offenen Fragen untereinander und geben sich gegenseitig Denkanstöße.

11.3.5 Thema 5: Konzentrationsübung

Die Konzentrationsübung ist frei wählbar (▶ Kap. 14).

11.3.6 Thema 6: Abschluss

■ **Feedback (optional)**
Für den Trainer „Wir bitten Euch, am Ende des Trainings einen Fragebogen (◪ Abb. 15.1) auszufüllen. Mithilfe der Fragebogen erhalten wir eine Rückmeldung über das Training. Bitte nehmt Euch die Zeit, die Fragen in Ruhe und ehrlich zu beantworten."

■ **Zielklärung**
Die Teilnehmer werden gebeten, einzuschätzen, wie weit sie bereits ihr Ziel erreicht haben (Handout 3, ◪ Abb. 3.4).

Darüber hinaus sollen sie überlegen, inwieweit sie die Inhalte der heutigen Sitzung zur Erreichung ihrer Ziele nutzen können.

Die Teilnehmer stellen reihum ihre Überlegungen vor, die Trainer machen sich auf Folie 4-2 (◪ Abb. 15.14) Notizen.

■ **Einschätzung der Konzentrationsübung**
In einem nächsten Schritt sollen sie die durchgeführte Konzentrationsübung notieren und bewerten, wie hilfreich sie diese fanden (Handout 3, ◪ Abb. 3.4).

■ **Alltagsaufgaben**

Für den Trainer „Zur Vorbereitung der nächsten Sitzung möchten wir Euch bitten, spezielle Gelassenheitsstrategien für Euch zu überlegen und zu notieren. Wie immer gilt: Alle bisher besprochenen Strategien sind weiter anzuwenden."

■ **Information an den Trainingscoach**
Die Trainer weisen auf die Informationen an den Trainingscoach hin (Handout T8, ◪ Abb. 11.4).

■ **Blitzlicht**
Die Trainer dienen hier als Modell und beenden die Sitzung mit einem persönlichen Blitzlicht. Die Teilnehmer folgen dann reihum. Das Blitzlicht ist frei wählbar (▶ Kap. 14).

❯ Regel: Das Blitzlicht bleibt sowohl von den Trainern als auch von den Teilnehmern unkommentiert.

11.4 Handouts für Sitzung 8

Handout 19	Mein Gelassenheitsbarometer	◪ Abb. 11.1
Handout 20	Woran erkenne ich meine Gelassenheitsstufen?	◪ Abb. 11.2
Handout 21	Die 10 Fragen der Gelassenheit	◪ Abb. 11.3
Handout T8	Sitzung 8: Emotionsregulation Teil 1 – Informationen an die Trainingscoaches	◪ Abb. 11.4

SAVE – Strategien zur Verbesserung der Aufmerksamkeit, Verhaltensorganisation und Emotionsregulation

Handout 19	Mein Gelassenheitsbarometer

Zeichne hier in das Barometer Deine Gelassenheit im Alltag ein.

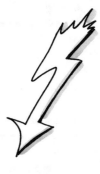

Rot = Ich bin überhaupt nicht mehr locker, im Gegenteil: Ich koche über!

Orange = Ich bin schon nicht mehr so locker, und es fängt an, in mir zu brodeln.

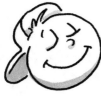

Grün = Ich bin ganz locker.

Und so geht es: Fange unten an und schraffiere die Fläche, die für den „grünen" Anteil steht, zeichne danach ein, wie viele Anteile/welche Fläche für „orange" und welche für „rot" stehen.

Abb. 11.1 Handout 19: Mein Gelassenheitsbarometer

SAVE – Strategien zur Verbesserung der Aufmerksamkeit, Verhaltensorganisation und Emotionsregulation

Handout 20	Woran erkenne ich meine Gelassenheitsstufen?	

Überlege Dir eine Situation, bei der Du mal so richtig ausgerastet bist. Versuche, sie in den drei Gelassenheitsstufen genauer zu beschreiben.

Was hast Du gedacht und gefühlt? Was ist mit Deinem Körper passiert? Und wie hast Du Dich dann verhalten?

Beschreibung der Situation:

_____

_____

_____

	Gedanken	Gefühle	Körperliche Reaktion	Verhalten
Stufe Grün				
Stufe Orange				
Stufe Rot				

◻ **Abb. 11.2** Handout 20: Woran erkenne ich meine Gelassenheitsstufen?

SAVE – Strategien zur Verbesserung der Aufmerksamkeit, Verhaltensorganisation und Emotionsregulation

Handout 21	Die 10 Fragen der Gelassenheit

1. Schlafe ich genügend?

2. Esse ich ausgewogen?

3. Habe ich eine stimmungsverändernde Substanz (Alkohol, Drogen, Medikamente) eingenommen?

4. Habe ich genügend Bewegung?

5. Habe ich eine körperliche Krankheit?

6. Erledige ich jeden Tag etwas, worauf ich stolz sein kann?

7. Habe ich meine Aufgaben/meine Zeit sinnvoll geplant?

8. Habe ich zufriedenstellende soziale Kontakte?

9. Mache ich täglich etwas, das mir Spaß macht bzw. das ich genießen kann?

10. Bin ich in der Lage, Konflikte bzw. Probleme zu lösen?

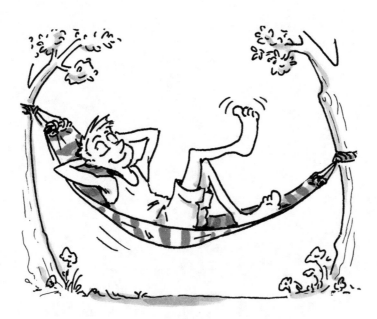

◻ **Abb. 11.3** Handout 21: Die 10 Fragen der Gelassenheit

SAVE – Strategien zur Verbesserung der Aufmerksamkeit, Verhaltensorganisation und Emotionsregulation

| Handout T8 | Sitzung 8: Emotionsregulation Teil 1 – Informationen an die Trainingscoaches |

Lieber Trainingscoach,

in dieser Sitzung haben wir begonnen, uns mit der Verbesserung der Gelassenheit und der Reduktion der Impulsivität zu beschäftigen. Dazu haben die Jugendlichen für sich ein Gelassenheitsbarometer erstellt. Sie haben genauer angeschaut, welche Gedanken, Körperreaktionen und Verhaltensweisen sie begleiten – je nachdem, ob sie gelassen, angespannt oder gereizt/außer sich sind. Anschließend haben sie 10 Faktoren kennengelernt, die die Gelassenheit beeinflussen.

Als Alltagsaufgabe sollen die Jugendlichen den Terminkalender, das Notizbuch, die Aufgabenliste und das Ablagesystem weiterführen. Bei Aufgabenbearbeitungen sollen sie an die Aufmerksamkeitsspanne denken und Strategien zur Verzögerung der Ablenkung anwenden. Sie sollen das Alarmsystem und die Erinnerungshilfen weiter verwenden. Zusätzlich sollen sie Gelassenheitsstrategien finden. Und wie immer sollen sie an ihrem eigenen Ziel weiterarbeiten.

▣ Abb. 11.4 Handout T8: Sitzung 8: Emotionsregulation Teil 1 – Informationen an die Trainingscoaches

Sitzung 9:
Emotionsregulation Teil 2

N. Spröber et al., *SAVE – Strategien für Jugendliche mit ADHS*,
DOI 10.1007/978-3-642-38362-5_12, © Springer-Verlag Berlin Heidelberg 2013

12.1 Schwerpunktthemen

— Steigerung der Gelassenheit/Impulskontrolle
— Steigerung des Selbstwertes

12.2 Ablauf

Eine Übersicht zur Sitzung 9 zeigt ◻ Tab. 12.1.

12.3 Themen der Sitzung

1. Beginn
2. Gelassenheitsübungen Teil 1
3. Actionspiel
4. Gelassenheitsübungen Teil 2
5. Konzentrationsübung
6. Abschluss

12.3.1 Thema 1: Beginn

Ziel Die Teilnehmer sollen ihre Stimmungslage beschreiben, den heutigen Sitzungsablauf wiedergeben, die Inhalte der letzten Sitzung wiederholen können, Alltagsaufgaben vergleichen.

Methode Blitzlicht, Diskussion

■ **Blitzlicht**
Für den Trainer „Als Blitzlicht haben wir uns heute Folgendes überlegt. Bitte …"
  Das Blitzlicht ist frei wählbar (► Kap. 14).

■ **Wiederholung der letzten Sitzung**
Die Trainer bitten die Teilnehmer, die Inhalte der letzten Sitzung zu wiederholen. Sie zeigen zur Unterstützung nochmals die Folie mit dem Sitzungsablauf von Sitzung 8 (Folie 8.1, ◻ Abb. 15.18).

■ **Besprechung der Alltagsaufgaben**
Die Trainer bitten die Jugendlichen, die Alltagsaufgaben der vergangenen Sitzung zu zeigen (Gelassenheitsstrategien, Berechnung der Aufmerksamkeitsspanne, Einteilung von Aufgaben anhand der Aufmerksamkeitsspanne, Anwendung Notizbuch, Terminkalender, Aufgabenliste). Die Trainer notieren (Folie 1-3, ◻ Abb. 15.4), ob die Jugendlichen die Aufgaben durchgeführt haben.

■ **Vorstellung des Sitzungsablaufs**
Die Trainer geben einen kurzen Überblick über die Inhalte/den Ablauf von Sitzung 9 (Folie 9-1, ◻ Abb. 15.19); mögliche Fragen können geklärt werden.

12.3.2 Thema 2: Gelassenheitsübungen Teil 1

Ziel Die Jugendlichen sollen Techniken zur Erweiterung der Gelassenheit beschreiben und auf den Alltag anwenden können.

Methode Kurzvortrag, Diskussion, Übung

■ **Gelassenheit**
Für den Trainer „In der letzten Sitzung haben wir schon verschiedene Techniken besprochen, die dazu beitragen, gelassener im Alltag zu sein und zu reagieren. Heute wollen wir uns einzelne Möglichkeiten nochmals genau anschauen. Diese zielen ab auf Euer Verhalten, auf Gedanken und Körperreaktionen. Handout 22 (◻ Abb. 12.1) vermittelt einen Überblick zur Gelassenheit mit den Strategien, die wir erlernen werden."

■ **Selbstwert**
Für den Trainer „Wir beginnen mit etwas ganz Grundlegendem: Eurem Selbstwert. Menschen, die ein positives Selbstwertgefühl besitzen, können in vielen Situationen gelassen reagieren. Sie fühlen sich weniger schnell verunsichert, gereizt, lassen sich nicht so schnell aus der Ruhe bringen. Aber wie entsteht ein positiver Selbstwert?"
  Die Teilnehmer können hier ihre Ideen einbringen. In der Diskussion sollten folgende Themen genannt werden:
— Mein Selbstwert wird bestimmt davon,
  — was ich über mich denke,
  — was andere (für mich wichtige Personen) über mich denken.
— Der Selbstwert ist höher,
  — wenn ich mir etwas zutraue,
  — wenn ich einen Sinn in meinem Leben sehe,
  — wenn es Menschen gibt, die mich mögen.

■ **Stärken**
Für den Trainer „Um unseren Selbstwert zu stärken, solltet ihr Eure eigenen Stärken und Fähigkeiten kennen. Eigenlob stinkt nämlich nicht, sondern ist wichtig. Bitte überlegt Euch: ‚Was mag ich an mir? Was kann ich gut?'"
  Die Jugendlichen erhalten kurz Zeit, ihre Stärken und Fähigkeiten aufzuschreiben (Handout 23, ◻ Abb. 12.2). Dann dürfen sie diese den anderen vorlesen.

	Thema	Konkreter Ablauf	Benötigte Materialien	Zeit (min)[a]
			◻ **Tab. 12.1** Übersicht über Sitzung 9	
1	Beginn	– Blitzlicht (frei wählbar, ►Kap. 14) – Wiederholung der letzten Sitzung – Besprechung der Alltagsaufgaben – Vorstellung des Sitzungsablaufs	– Folie 9-1 (◻ Abb. 15.19) – Folie 8-1 (◻ Abb. 15.18) – Folie 1-3 (◻ Abb. 15.4)	15
2	Gelassenheits-übungen Teil 1	– Gelassenheit – Selbstwert – Stärken – Situationen vermeiden	– Handout 22 (◻ Abb. 12.1) – Handout 23 (◻ Abb. 12.2) – Zettel mit Namen der einzel- nen Teilnehmer – Handout 24 (◻ Abb. 12.3)	40
3	Actionspiel	– Frei wählbar ► Kap. 14)	–	5
4	Gelassenheits-übungen Teil 2	– Die Macht der Gedanken – Cool-down-Bewegungen	– Handout 25 (◻ Abb. 12.4) – Handout 26 (◻ Abb. 12.5) – Folie 9-2 (◻ Abb. 15.20) – Folie 9-3 (◻ Abb. 15.21)	30
5	Konzentrationsübung	– Frei wählbar ► Kap. 14	–	5
6	Abschluss	– Feedback (optional) – Zielklärung – Einschätzung der Konzentrationsübung – Alltagsaufgaben – Informationen an die Trainingscoaches – Blitzlicht (frei wählbar, ► Kap. 14)	– Fragebogen (◻ Abb. 15.1, optional) – Handout 3 (◻ Abb. 3.4) – Handout T9 (◻ Abb. 12.6) – Folie 4-2 (◻ Abb. 15.14)	20

[a] Dauer der Sitzung: ca. 120 min (inklusive Pause)

Für den Trainer „Ihr habt nun schon eigene Stärken benannt. Wichtig ist es auch, zu wissen, welche Stärken andere an einem sehen. Dazu machen wir eine kleine Übung."

Die Trainer teilen an jeden Jugendlichen Zettel aus, auf denen jeweils der Name der anderen Gruppenmitglieder steht.

Für den Trainer „Bitte schreibt für jeden anderen in der Gruppe eine Stärke auf den Zettel."

Die Jugendlichen erhalten Zeit, die Stärken der anderen zu nennen. Dann werden sie gebeten, diese vorzulesen und den entsprechenden Zettel an den anderen Teilnehmer weiterzureichen.

Für den Trainer „Wie geht es Euch, wenn ihr hört, welche positiven Dinge andere über Euch sagen?"

Herausgearbeitet wird, dass Komplimente gut tun und man sich darüber freut.

❯ Die Trainer empfehlen den Jugendlichen, sich in ihrem Notizbuch hinten Komplimente, Erfolge und schöne Situationen zu notieren. So können sie sich diese immer, wenn es ihnen nicht gut geht, in Erinnerung rufen.

■ **Lieber vermeiden**

Für den Trainer „Sich gut zu fühlen und selbstbewusst zu sein, geht mit einer höheren Ausgeglichenheit einher. Aber manchmal genügt das nicht. Jeder von uns kennt bestimmte Situationen, in denen er sich unwohl fühlt oder in denen er automatisch gereizt ist. Ein weiterer Schritt zur Kontrolle der Impulsivität kann es deshalb sein, bestimmte ‚kritische' Situationen von vornherein zu meiden.

Bitte listet solche ‚kritischen' Situationen auf, die ihr in Zukunft vermeiden wollt (Handout 24, ◻ Abb. 12.3). Zum Beispiel könnte ich bei mir feststellen, dass ich immer gereizt reagiere, wenn meine Nachbarin mich anspricht. Von daher könnte ich mir überlegen, wie ich es schaffen kann, Gespräche mit ihr zu vermeiden (z. B. kurz grüßen, dann Blickkontakt abwenden, weitergehen)."

Die Jugendlichen notieren sich Situationen, die sie selber als kritisch empfinden, und sollen mögliche Strategien entwickeln, um diesen zukünftig aus dem Weg zu gehen.

12.3.3 Thema 3: Actionspiel

Das Actionspiel ist frei wählbar (► Kap. 14).

12.3.4 Thema 4: Gelassenheitsübungen Teil 2

Ziel Die Teilnehmer sollen den Einfluss von Gedanken und Körperwahrnehmungen auf die Stimmung erkennen, funktionale Gedanken und Körperhaltungen entwickeln.

Methode Analyse Bilder, Kurzvortrag, Diskussion, Übungen

■ **Gelassenheitsgedanken**

Für den Trainer „Schaut Euch bitte diese Bilder (Folie 9-2, ◨ Abb. 15.20; Folie 9-3, ◨ Abb. 15.21) an. Was seht ihr?"

Die Jugendlichen nennen ihre Ideen. Inhaltlich geht es darum, dass Menschen durch ihre Gedanken Situationen als „schön bzw. angenehm" wahrnehmen können, die Karikaturen sind absichtlich übertrieben.

Für den Trainer „Gedanken beeinflussen unsere Stimmung, das haben wir beim letzten Mal ausführlich besprochen. In kritischen Situationen kann es daher helfen, seine Gedanken zu benutzen, um wieder zur Ruhe zu kommen. Das können ganz unterschiedliche Dinge sein, wie Selbstinstruktionen: ‚Cool down!', ‚Immer lächeln!' oder schöne Vorstellungen, z. B. ein Traumstrand am Meer und Wellenrauschen. Bitte notiert Euch zwei Gelassenheitsgedanken, die Euch helfen könnten."

Die Jugendlichen können ihre Gedanken in Handout 25 (◨ Abb. 12.4) eintragen.

■ **Cool-down-Bewegungen**

Für den Trainer „Auch unsere Körperhaltung beeinflusst unsere Stimmung stark. Wir signalisieren durch unsere Körperhaltung nach außen, wie es uns geht, aber wir geben auch ein Signal an unser Gehirn. Schaut mal in die Runde, welche Gefühle vermutet ihr aufgrund der Sitzposition bei den anderen?"

Die Jugendlichen tauschen sich über ihre Beobachtungen, Vermutungen und Gefühle aus.

Für den Trainer „Jetzt möchte ich Euch bitten, eine ruhige, ausgeglichene, selbstbewusste Sitzposition einzunehmen. Nehmt Euch Zeit dafür. Für ca. 2 min bitte ich Euch, ruhig zu sein."

Die Jugendlichen erhalten 2 min Zeit, sich in die entsprechende Körperhaltung zu begeben und in die Stimmung hineinzuversetzen.

Für den Trainer „Was habt ihr an Eurer Position verändert? Wie fühlt ihr Euch?"

In der Diskussion betonen die Trainer, dass durch bewusste Körperveränderungen auch Gefühle verändert werden können (z. B. wenn sich jemand hektisch fühlt,

langsamer gehen; wenn jemand unsicher ist, festen Stand einnehmen, den Kopf heben).

Jeder überlegt sich nun seine eigenen Cool-down-Bewegungen, trägt diese in Handout 26 (◨ Abb. 12.5) ein und stellt sie später vor.

12.3.5 Thema 5: Konzentrationsübung

Die Konzentrationsübung ist frei wählbar (▶ Kap. 14).

12.3.6 Thema 6: Abschluss

■ **Feedback (optional)**

Für den Trainer „Wir bitten Euch, am Ende des Trainings einen Fragebogen (◨ Abb. 15.1) auszufüllen. Mithilfe der Fragebogen erhalten wir eine Rückmeldung über das Training. Bitte nehmt Euch die Zeit, die Fragen in Ruhe und ehrlich zu beantworten."

■ **Zielklärung**

Die Teilnehmer werden gebeten, einzuschätzen, wie weit sie bereits ihr Ziel erreicht haben (Handout 3, ◨ Abb. 3.4). Darüber hinaus sollen sie überlegen, inwieweit sie die Inhalte der heutigen Sitzung zur Erreichung ihrer Ziele nutzen können.

Die Teilnehmer stellen reihum ihre Überlegungen vor, die Trainer machen sich auf Folie 4-2 (◨ Abb. 15.14) Notizen.

■ **Einschätzung der Konzentrationsübung**

In einem nächsten Schritt sollen sie die durchgeführte Konzentrationsübung notieren und bewerten, wie hilfreich sie diese fanden (Handout 3, ◨ Abb. 3.4).

■ **Alltagsaufgaben**

Für den Trainer „Zur Vorbereitung der nächsten Sitzung möchten wir Euch bitten, zwei der heute besprochenen Gelassenheitsstrategien im Alltag auszuprobieren und Eure Erfahrungen beim nächsten Mal zu erzählen. Außerdem sind bitte alle anderen Techniken weiter anzuwenden. Alle Alltagsaufgaben könnt ihr auf Handout 3 (◨ Abb. 3.4) nachlesen. Fragen dazu?"

■ **Information an die Trainingscoaches**

Die Trainer weisen auf die Informationen an den Trainingscoach hin (Handout T9, ◨ Abb. 12.6).

■ **Blitzlicht**

Die Trainer dienen hier als Modell und beenden die Sitzung mit einem persönlichen Blitzlicht. Die Teilnehmer folgen dann reihum. Das Blitzlicht ist frei wählbar (▶ Kap. 14).

> Regel: Das Blitzlicht bleibt sowohl von den Trai-
> nern als auch von den Teilnehmern unkommen-
> tiert.

12.4 Handouts für Sitzung 9

Handout 22	Gelassenheit	◘ Abb. 12.1
Handout 23	Stärken	◘ Abb. 12.2
Handout 24	Lieber nicht!	◘ Abb. 12.3
Handout 25	Meine Gelassenheitsge-danken	◘ Abb. 12.4
Handout 26	Meine Cool-down-Bewe-gungen	◘ Abb. 12.5
Handout T9	Sitzung 9: Emotionsregula-tion Teil 2 – Informationen an die Trainingscoaches	◘ Abb. 12.6

SAVE – Strategien zur Verbesserung der Aufmerksamkeit, Verhaltensorganisation und Emotionsregulation

Handout 22	Gelassenheit!	

Folgende Strategien werdet ihr kennenlernen:

- Beobachte Dich!
- Du bist toll!
- Situationen vermeiden
- Die Macht der Gedanken
- Cool-down-Bewegungen

Abb. 12.1 Handout 22: Gelassenheit!

SAVE – Strategien zur Verbesserung der Aufmerksamkeit, Verhaltensorganisation und Emotionsregulation

| **Handout 23** | **Stärken** | |

Trage in folgende Liste Deine Stärken und Vorzüge ein!

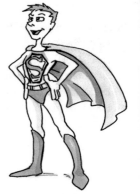

Das mag ich an mir:	Das kann ich gut:

◪ **Abb. 12.2** Handout 23: Stärken

SAVE – Strategien zur Verbesserung der Aufmerksamkeit, Verhaltensorganisation und Emotionsregulation

Handout 24	Lieber nicht!	

Liste kritische Situationen auf, die Du in Zukunft vermeiden kannst!

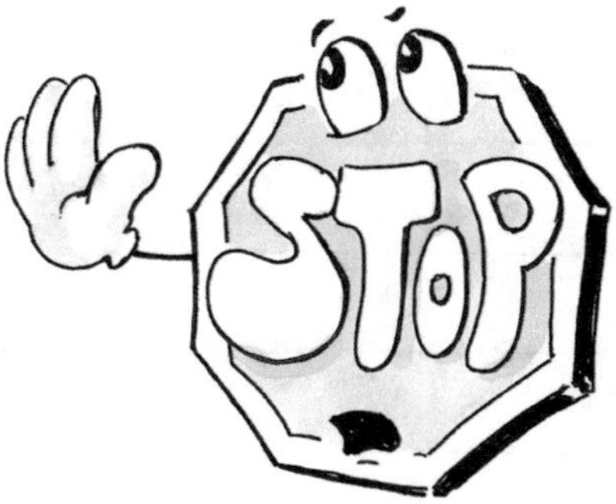

_____

_____

_____

_____

_____

_____

_____

_____

_____

_____

_____

_____

_____

_____

_____

_____

_____

_____

_____

_____

_____

_____

◘ **Abb. 12.3** Handout 24: Lieber nicht!

SAVE – Strategien zur Verbesserung der Aufmerksamkeit, Verhaltensorganisation und Emotionsregulation

Handout 25	Meine Gelassenheitsgedanken	

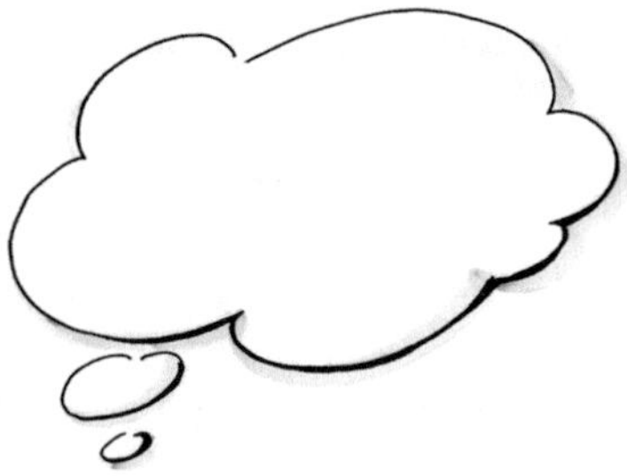

Abb. 12.4 Handout 25: Meine Gelassenheitsgedanken

SAVE – Strategien zur Verbesserung der Aufmerksamkeit, Verhaltensorganisation und Emotionsregulation

| Handout 26 | Meine Cool-down-Bewegungen | |

_____

_____

_____

_____

_____

_____

_____

_____

_____

_____

_____

_____

_____

_____

_____

_____

_____

_____

_____

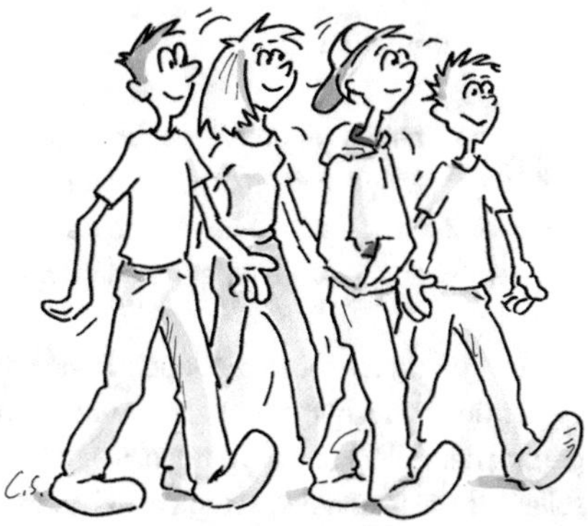

□ **Abb. 12.5** Handout 26: Meine Cool-down-Bewegungen

SAVE – Strategien zur Verbesserung der Aufmerksamkeit, Verhaltensorganisation und Emotionsregulation

Handout T9	Sitzung 9: Emotionsregulation Teil 2 – Informationen an die Trainingscoaches

Lieber Trainingscoach,

in Sitzung 9 haben wir uns weiterführend mit Strategien zur Verbesserung der Gelassenheit und zur Reduktion der Impulsivität beschäftigt. In einem ersten Schritt haben wir über die Bedeutung des Selbstwertes gesprochen, die Jugendlichen haben Stärken von sich benannt und dann Komplimente der anderen gesammelt. Wir haben analysiert, welche Gedanken beruhigend wirken. Außerdem haben wir Cool-down-Bewegungen eingeübt.

Als Alltagsaufgabe sollen die Jugendlichen den Terminkalender, das Notizbuch, die Aufgabenliste und das Ablagesystem weiterführen. Bei Aufgabenbearbeitungen sollen sie an die Aufmerksamkeitsspanne denken und Strategien zur Verzögerung der Ablenkung anwenden. Sie sollen das Alarmsystem und die Erinnerungshilfen weiter verwenden. Zusätzlich sollen sie Gelassenheitsstrategien anwenden. Und wie immer sollen sie an ihrem eigenen Ziel weiterarbeiten.

Sitzung 10: Selbstmanagement

N. Spröber et al., *SAVE – Strategien für Jugendliche mit ADHS,*
DOI 10.1007/978-3-642-38362-5_13, © Springer-Verlag Berlin Heidelberg 2013

13.1 Schwerpunktthemen

- Selbstmanagement
- Rückblick
- Ausblick
- Abschluss

13.2 Ablauf

Eine Übersicht zur Sitzung 10 zeigt ◻ Tab. 13.1.

13.3 Themen der Sitzung

1. Beginn
2. Anwendung der erlernten Techniken
3. Zielerreichung
4. Ausblick – Brief an sich selbst
5. Selbstmanagement
6. Konzentrationsübung
7. Auswertung
8. Abschluss

13.3.1 Thema 1: Beginn

Ziel Die Teilnehmer sollen ihre Stimmungslage beschreiben, den heutigen Sitzungsablauf wiedergeben, die Inhalte der letzten Sitzung wiederholen können, Alltagsaufgaben vergleichen.

Methode Blitzlicht, Diskussion

- **Blitzlicht**
Für den Trainer „Als Blitzlicht haben wir uns heute Folgendes überlegt. Bitte …"
    Das Blitzlicht ist frei wählbar (▶ Kap. 14).

- **Wiederholung der letzten Sitzung**
Die Trainer bitten die Teilnehmer, die Inhalte der letzten Sitzung zu wiederholen. Sie zeigen zur Unterstützung nochmals die Folie mit dem Sitzungsablauf von Sitzung 9 (Folie 9-1, ◻ Abb. 15.19).

- **Besprechung der Alltagsaufgaben**
Die Trainer bitten die Jugendlichen, die Alltagsaufgaben der vergangenen Sitzung zu besprechen (Gelassenheitsstrategien, Berechnung der Aufmerksamkeitsspanne, Einteilung von Aufgaben nach der Aufmerksamkeitsspanne, Anwendung Notizbuch, Terminkalender, Aufgabenliste). Die Trainer notieren (Folie 1-3, ◻ Abb. 15.4), ob die Jugendlichen die Aufgaben durchgeführt haben.

- **Vorstellung des Sitzungsablaufs**
Die Trainer geben einen kurzen Überblick über die Inhalte/den Ablauf von Sitzung 10 (Folie 10-1, ◻ Abb. 15.22); mögliche Fragen können geklärt werden.

13.3.2 Thema 2: Anwendung der erlernten Techniken

Ziel Die Jugendlichen sollen alle im Training erlernten Strategien benennen, erklären und anwenden können.

Methode Kleingruppenübung
    Die Trainer hängen Bilder von Comicfiguren/Personen auf, die die Kernthemen der Sitzungen widerspiegeln:
- Chaosorganisation
- Problemlösestrategien
- Aufmerksamkeit
- Impulskontrolle

Für den Trainer „Bitte geht in Zweiergruppen. Jede Gruppe bekommt ein Comicbild. Überlegt Euch zunächst, was das Problem der dargestellten Person ist, und beratet sie dann mit den im Training erlernten Techniken."
    Die Jugendlichen erhalten 15 min Zeit, um Ideen für ihre Comicfigur zu entwickeln. Diese sollen sie auf Handout 27 (◻ Abb. 13.1) schreiben. Anschließend bringen alle Zweiergruppen ihre Problemanalyse ein, über die Lösungen wird in der gesamten Gruppe diskutiert.

13.3.3 Thema 3: Zielerreichung

Ziel Die Jugendlichen sollen ihre Trainingsziele nochmals nennen und einschätzen, wie nah sie ihrem Ziel bisher gekommen sind.

Methode Übung, Diskussion
    Die Teilnehmer werden gebeten, ihre in Sitzung 2 festgelegten Ziele auf Handout 8 (◻ Abb. 4.5) anzuschauen. Dann sollen sie bei jedem Ziel angeben, zu wie viel Prozent sie das Ziel erreicht haben.
    Es schließt sich eine individuelle Zielbesprechung an (Folie 10-2, ◻ Abb. 15.23):
- Was hast Du erreicht?
- Wie hast Du es erreicht (1–100 %)?
- Welche Strategien haben Dir geholfen?
- Woran möchtest Du weiterarbeiten?

	Thema	Konkreter Ablauf	Benötigte Materialien	Zeit (min)[a]
		⬛ **Tab. 13.1** Übersicht über Sitzung 10		
1	Beginn	– Blitzlicht (frei wählbar, ► Kap. 14) – Wiederholung der letzten Sitzung – Besprechung der Alltagsaufgaben – Vorstellung des Sitzungsablaufs	– Folie 10-1 (⬛ Abb. 15.22) – Folie 9-1 (⬛ Abb. 15.19) – Folie 1-3 (⬛ Abb. 15.4)	15
2	Anwendung der erlernten Techniken	– Beratung verschiedener Comicfiguren/Personen	– Handout 27 (⬛ Abb. 13.1)	20
3	Zielerreichung	– Nennen der Ziele und Abschätzen der Zielerreichung	– Handout 8 (⬛ Abb. 4.5) – Folie 10-2 (⬛ Abb. 15.23)	20
4	Ausblick	– Brief an sich selbst	– Handout 30 (⬛ Abb. 13.4)	10
5	Selbstmanagement	– Woran merke ich, dass es wieder schwieriger wird? – Entwicklung eines Handlungsplans	– Handout 28 (⬛ Abb. 13.2)	20
6	Konzentrationsübung	– Frei wählbar (► Kap. 14)	–	5
7	Auswertung	– Rückmeldung an die Gruppe/Verstärker – Rückmeldung der Teilnehmer	– Folie 1-3 (⬛ Abb. 15.4) – Handout 29 (⬛ Abb. 13.3)	20
8	Abschluss	– Informationen an die Trainingscoaches – Blitzlicht (frei wählbar, ► Kap. 14)	– Handout T10 (⬛ Abb. 13.5)	15

[a] Dauer der Sitzung: ca. 120 min (inklusive Pause)

13.3.4 Thema 4: Ausblick – Brief an sich selbst

Damit die Teilnehmer nachhaltig an ihrer Zielerreichung arbeiten, sollen sie sich konkret vornehmen, an welchem Ziel sie wie in den nächsten vier Wochen arbeiten wollen. Sie werden gebeten, einen Brief (Handout 30, ⬛ Abb. 13.4) an sich selbst zu schreiben unter folgendem Titel: „Was will ich in vier Wochen erreicht haben?"

❱ Die Trainer sammeln die Briefe der Jugendlichen ein und schicken sie in vier Wochen den Teilnehmern zu.

13.3.5 Thema 5: Selbstmanagement

Ziel Die Jugendlichen sollen Anzeichen für Verschlechterungen der Symptome erkennen und dafür geeignete Strategien ableiten und anwenden.

Methode Zweierübung, Diskussion

▪ **Woran merke ich, dass es wieder schwieriger wird?**
Für den Trainer „Im Training habt ihr nun einiges erreicht und wirklich gut mitgearbeitet. Wichtig ist, dass ihr Eure Ziele immer weiterverfolgt und Euch, wie ihr das gerade

in dem Brief gemacht habt, dann auch genau überlegt, was ihr in nächster Zeit erreichen und wie ihr dahin kommen wollt. Aber ich kann Euch aus meiner Erfahrung schon sagen: Es wird immer wieder Phasen geben, in denen manche Symptome/Probleme sich wieder verschlechtern. Das ist ganz normal und auch nicht schlimm. Wichtig ist, dass ihr das aber frühzeitig merkt und gegensteuert. Bitte schaut Euch Handout 28 (⬛ Abb. 13.2) an. Ich möchte jeden Einzelnen bitten, Frühwarnzeichen für Verschlechterungen zu notieren."

Die Jugendlichen erhalten kurz Zeit für diese Aufgabe.

▪ **Entwicklung eines Handlungsplans**
Für den Trainer „Nachdem ihr die Frühwarnzeichen notiert habt, könnt ihr gemeinsam mit Eurem Sitznachbarn einen Handlungsplan entwerfen."

Die Jugendlichen stellen sich gegenseitig unter Anleitung der Trainer ihre Pläne vor.

13.3.6 Thema 6: Konzentrationsübung

Die Konzentrationsübung ist frei wählbar (► Kap. 14).

13.3.7 Thema 7: Auswertung

Ziel Die Jugendlichen sollen das Trainingsprogramm bewerten.

Methode Feedbackrunde

- **Rückmeldung an die Gruppe/Verstärker**

Für den Trainer „Wir sind am Ende des Trainings angekommen. Wenn ich auf Euer Punkteplakat schaue, dann sehe ich, dass ihr folgende Punktanzahl erzielt habt (Folie 1-3, ◘ Abb. 15.4): …“

Vom Trainer sind die erreichten Punkte zu nennen.

Für den Trainer „Das bedeutet, dass ihr folgende Belohnung erhaltet.“

Der Trainer bespricht mit den Jugendlichen die Verstärkung. Sollten die dafür notwendigen Punkte nicht erreicht worden sein, formuliert er dies.

- **Rückmeldung der Teilnehmer**

Für den Trainer „Jetzt interessiert uns, wie Euch das Training gefallen hat. Bitte beantwortet folgende Fragen (Handout 29, ◘ Abb. 13.3):

— Was hat mir gut gefallen?
— Was hat mir nicht gefallen?
— Was war das Wichtigste für mich?
— Was könnte wie verändert werden?“

Die Jugendlichen beantworten die Fragen zunächst für sich alleine schriftlich auf dem Handout. Je nach Stimmung in der Gruppe werden die Rückmeldungen idealerweise im offenen Gespräch besprochen. Schätzen die Trainer jedoch ab, dass eine offene Rückmeldung nicht möglich sein sollte, so können die beschrifteten Handouts auch ohne die Angabe von Namen eingesammelt werden.

❯ Die Trainer sollten die Jugendlichen vor Durchführung des Feedbacks darauf hinweisen, wie die Rückmeldung gestaltet wird (anonym oder in einem offenen Gespräch).

13.3.8 Thema 8: Abschluss

- **Informationen an die Trainingscoaches**

Die Trainer weisen auf die Informationen an den Trainingscoach hin (Handout T10, ◘ Abb. 13.5)

- **Blitzlicht**

Die Trainer dienen hier als Modell und beenden die Sitzung mit einem persönlichen Blitzlicht. Die Teilnehmer folgen dann reihum. Das Blitzlicht ist frei wählbar (▶ Kap. 14).

❯ Regel: Das Blitzlicht bleibt sowohl von den Trainern als auch von den Teilnehmern unkommentiert.

13.4 Handouts für Sitzung 10

Handout 27	Meine Beratungsnotizen	◘ Abb. 13.1
Handout 28	Entwicklung eines Handlungsplans	◘ Abb. 13.2
Handout 29	Feedback	◘ Abb. 13.3
Handout 30	Schreibe einen Brief an Dich: Was nimmst Du Dir für die nächsten vier Wochen vor?	◘ Abb. 13.4
Handout T10	Sitzung 10: Selbstmanagement – Informationen an die Trainingscoaches	◘ Abb. 13.5

SAVE – Strategien zur Verbesserung der Aufmerksamkeit, Verhaltensorganisation und Emotionsregulation

Handout 27	Meine Beratungsnotizen

Das war das Problem:

_____

_____

_____

_____

_____

Das ist das Zielverhalten:

_____

_____

_____

_____

_____

So kann das Zielverhalten erreicht werden:

_____

_____

_____

_____

_____

_____

_____

_____

_____

□ **Abb. 13.1** Handout 27: Meine Beratungsnotizen

SAVE – Strategien zur Verbesserung der Aufmerksamkeit, Verhaltensorganisation und Emotionsregulation

Handout 28	Entwicklung eines Handlungsplans	

Woran merke ich, dass es wieder schwieriger wird?	Was kann ich dagegen tun?

▪ Abb. 13.2 Handout 28: Entwicklung eines Handlungsplans

SAVE – Strategien zur Verbesserung der Aufmerksamkeit, Verhaltensorganisation und Emotionsregulation

Handout 29	Feedback

- Was hat mir gut gefallen?
- Was hat mir nicht gefallen?
- Was war das Wichtigste für mich?
- Was könnte wie verändert werden?

_____

_____

_____

_____

_____

_____

_____

_____

_____

_____

_____

_____

_____

_____

_____

_____

_____

_____

_____

■ Abb. 13.3 Handout 29: Feedback

SAVE – Strategien zur Verbesserung der Aufmerksamkeit, Verhaltensorganisation und Emotionsregulation

| Handout 30 | **Schreibe einen Brief an Dich: Was nimmst Du Dir für die nächsten vier Wochen vor?** | |

Liebe(r) _____,

_____

_____

_____

_____

_____

_____

_____

_____

_____

_____

_____

_____

_____

_____

_____

_____

_____

_____

_____

◘ Abb. 13.4 Handout 30: Schreibe einen Brief an Dich: Was nimmst Du Dir für die nächsten vier Wochen vor?

SAVE – Strategien zur Verbesserung der Aufmerksamkeit, Verhaltensorganisation und Emotionsregulation

Handout T10	Sitzung 10: Selbstmanagement – Informationen an die Trainingscoaches	

Lieber Trainingscoach,

heute hat die letzte Sitzung von SAVE stattgefunden. Deshalb haben die Jugendlichen zunächst in einer Übung alle erlernten Strategien angewendet. Sie haben dann ausgewertet, wie weit sie mit ihrer Zielerreichung gekommen sind. Zum Selbstmanagement haben sich die Jugendlichen genau überlegt, welche Frühwarnzeichen einer Verschlechterung der Symptomatik sie bei sich erkennen und wie sie gegensteuern könnten.

Zum Abschluss haben sie das Trainingsprogramm bewertet.

Wir danken Ihnen ganz herzlich für die Unterstützung der Jugendlichen. Viel Erfolg weiterhin!

◘ **Abb. 13.5** Handout T10: Sitzung 10: Selbstmanagement – Informationen an die Trainingscoaches

Zusatzmaterial

Konzentrationsübungen, Actionspiele, Blitzlicht

N. Spröber et al., *SAVE – Strategien für Jugendliche mit ADHS*,
DOI 10.1007/978-3-642-38362-5_14, © Springer-Verlag Berlin Heidelberg 2013

14.1 Ideen zur Durchführung des Blitzlichts

Mithilfe eines Blitzlichts soll die Stimmung der Jugendlichen zu Beginn und am Ende der Sitzungen erfasst werden. Dazu sind verschiedene Möglichkeiten denkbar.

- **Stimmung als Bewegung/Ausdruck**

Signal mit dem Daumen Die Jugendlichen zeigen mit ihrem Daumen ihre Stimmung an, dabei gilt:

- Daumen nach oben = Mir geht es super!
- Daumen nach unten = Mir geht es mies!
- Zwischenstufen können durch Drehen des Daumens im Uhrzeigersinn verdeutlicht werden.

Springen Die Jugendlichen zeigen durch Springen ihre Stimmung an, dabei gilt: Je höher der Jugendliche in die Höhe springt, umso besser ist die Stimmung.

Aufstellung im Raum Die Jugendlichen stellen sich auf einer gedachten Linie im Raum analog zu ihrer Stimmung auf, die Trainer haben dazu zwei Extrempole festgelegt, z. B.:

- an der Tür = super Stimmung
- am Fenster = miese Stimmung

Pantomime Die Jugendlichen stellen ihre Stimmung mit ihrer Mimik dar, die anderen Jugendlichen dürfen die Stimmung erraten.

Körperbewegung Die Jugendlichen drücken ihre Stimmung in einer Körperbewegung aus, die anderen Jugendlichen dürfen die Stimmung erraten.

- **Stimmung im Vergleich**

Postkarten Es werden Postkarten ausgelegt, jeder Jugendliche sucht sich eine Postkarte aus, die am besten zur eigenen Stimmung passt und erläutert seine Wahl kurz.

Zeitschriften Es werden Zeitschriften ausgelegt, die Jugendlichen suchen sich eine Zeitschrift aus (bzw. eine Seite in einer Zeitschrift), die gerade die Stimmung am besten ausdrückt, und erläutern dies kurz.

Farben Die Jugendlichen drücken ihre Stimmung anhand von Farben aus, z. B.:

- „Meine Stimmung ist wie die Farbe ‚grün‘, ich bin ausgeglichen."
- „Meine Stimmung entspricht ‚rot‘, weil ich mich so aufrege."

Gegenstand Die Jugendlichen suchen sich einen Gegenstand im Raum aus, der ihrer Stimmung entspricht, z. B.:

- „Wenn ich jetzt ein Gegenstand wäre, dann wäre ich am ehesten diese alte Schachtel dort drüben, ich fühle mich irgendwie ‚zusammengefaltet, verbeult‘."
- „Zu meiner Stimmung passt das Bild an der Wand, weil es bunt ist, mir geht es gut."

❯ Die Trainer können beim Blitzlicht kreativ sein! Die Stimmung kann mit ganz unterschiedlichen Dingen verglichen werden, z. B. mit Ländern, unterschiedlichem Wetter, Gerichten, Tieren. Wichtig ist, dass jede Person benennt, weshalb sie sich ein bestimmtes Vergleichsobjekt ausgesucht haben.

14.2 Kategoriale Zuordnung der einzelnen Übungen

Die hier vorgestellten Spiele und Übungen wurden von den Autoren dieses Buches zusammengetragen (◘ Tab. 14.1). Teilweise sind diese selbst entwickelt, oder die Autoren haben die Spiele/Übungen im Rahmen ihrer praktischen Tätigkeit in Seminaren, Workshops, Freizeitgruppen u.Ä. kennengelernt. Die hierzu zu diesem Kapitel aufgeführten Literaturquellen sind v. a. als Recherchehilfe für den Leser gedacht und erheben keinen Anspruch auf Vollständigkeit.

❯ Manche Übungen/Spiele beinhalten Körperkontakt. Die Trainer sollten hier genau abwägen, ob die Übungen/Spiele in der vorhandenen Gruppe durchgeführt werden können oder ob es einzelne Teilnehmer gibt, für die dies eine Hürde darstellt. Zwar kann diesen Teilnehmern die Teilnahme freigestellt werden, besser wäre es jedoch, eine Übung/ein Spiel herauszusuchen, das für alle zu bewältigen ist.

14.3 Detaillierte Beschreibung der einzelnen Übungen

In ◘ Tab. 14.2 sind die einzelnen Übungen und Spiele mit einer Kurzbeschreibung zur Durchführung sowie den benötigten Materialien in alphabetischer Reihenfolge aufgelistet.

◘ **Tab. 14.1** Übersicht der vorgestellten Spiele und Übungen mit ihrer kategorialen Zuordnung

Konzentration (Ko)	Kennenlernen (Ke)	Action (Ac)	Kombination aus Action und Konzentration (AcKo)	Kombination aus Action und Kennenlernen (AcKe)
Blitzkreuzworträtsel	Das bin ich …	Atomspiel	Ballon-Jongleure	ABC-Spiel
Buchstaben durchstreichen	Ich mag besonders …	Detektivspiel	Blindenführung	Ballkette
Buchstaben zählen	Namensadjektive	Eisschollenspiel	Blindfußball	Besenspiel
Denksportaufgaben	Schnittmengenplakat	Fruchtsalat	Blinzelspiel	Briefträger
Detektivspiel	Spinnennetz	Gordischer Knoten	Das Knäuelspiel	Bundestag
Die Gruppe zählt bis 20	Wer ist wer?	Körperlänge	Deckenballspiel	Kniehockerspiel
Eins-Zwei-Drei-Trick	–	Punktespiel	Der wandernde Luftballon	Stars und Sternchen (Tiere)
Fremdsprache üben	–	Wäscheklammernspiel	Eins-Zwei-Setzen!	Zipp-Zapp
Gedanken-ABC	–	–	Förderbandspiel	–
Handschmeichler	–	–	Hoch und tief/Ebbe und Flut	–
Ohren spitzen	–	–	Reifenwanderung	–
Sätze ergänzen	–	–	Sich fallen lassen	–
Schritte zählen	–	–	Von Kinn zu Kinn	–
Sinne aktivieren	–	–	Wackelstuhl	–
Streichholzturm	–	–	Wetterbericht	–
Wörter hören und zählen	–	–	–	–

Tab. 14.2 Beschreibung der Übungen und Spiele im Detail

Übung	Kate-gorie	Beschreibung	Benötigte Materialien	Zeit (min)
ABC-Spiel	AcKe	**Vorbereitung:** Es werden so viele Stühle wie Teilnehmer in einem Kreis aufgestellt (ca. 1 m Abstand zwischen den einzelnen Stühlen). Die Jugendlichen werden gebeten, sich auf einen beliebigen Stuhl zu stellen.	Stühle	5–7
		Verlauf: Die Jugendlichen haben nun die Aufgabe, sich alphabetisch (Vornamen) auf den Stühlen anzuordnen, ohne den Boden zu berühren. Das bedeutet, dass sie sich zunächst die Vornamen sagen bzw. diese wiederholen und dann auf den Stühlen bewegen müssen.		
		Ende des Spiels: Das Spiel ist dann beendet, wenn die Jugendlichen sich alphabetisch im Kreis auf den Stühlen angeordnet haben.		
Atomspiel	Ac	**Vorbereitung:** Ein Spielfeld wird abgesteckt/verabredet.	–	5
		Verlauf: Die Jugendlichen bewegen sich im Spielfeld, der Spielleiter ruft jeweils eine bestimmte Anzahl an „Atomen" aus (z. B. „vier Atome"). Die Jugendlichen müssen sich schnell in Vierergruppen zuordnen; bleibt ein Spieler übrig, so muss er das Spielfeld verlassen.		
		Ende des Spiels: Das Spiel ist beendet, wenn nur noch zwei Spieler übrig sind.		
Ballkette	AcKe	**Vorbereitung:** Die Jugendlichen und der Spielleiter stellen sich in einem Kreis auf, jeder sollte genügend Platz haben, um einen Ball zu fangen/zu werfen. Der Spielleiter bringt den ersten Ball ins Spiel. Bei einem Durchgang soll jeder Mitspieler einmal den Ball zugeworfen bekommen. Jeder entscheidet selbst, wem er den Ball zuwirft, er sagt dabei den Namen des anderen Spielers. Jeder Spieler soll sich einprägen, von wem er den Ball erhält und wem er den Ball zuwirft. Der Ablauf wird so lange geübt, bis jeder sich eingeprägt hat, von wem er den Ball bekommt und wem er den Ball zuwirft. Der Ball sollte nicht auf den Boden fallen.	3 Bälle in unterschiedlichen Farben	7–10
		Verlauf: Wenn die Reihenfolge eingeübt ist, bringt der Spielleiter den zweiten Ball ins Spiel, dieser wird in derselben Reihenfolge geworfen wie der erste Ball, irgendwann kommt ein dritter Ball ins Spiel. Die Spieler müssen sich mit zunehmender Ballzahl ganz auf denjenigen konzentrieren, von dem sie den Ball bekommen bzw. an den sie ihn abgeben. Die Namen der Spieler sollten nur bei einem Ball genannt werden, danach stört dies die Konzentration.		
		Ende des Spiels: Der Spielleiter entscheidet, wann das Spiel endet, dazu fängt er einen Ball nach dem anderen ein. Es empfiehlt sich, das Spiel dann zu beenden, wenn es gelungen ist, die Bälle über einen gewissen Zeitraum im Spiel zu halten.		
Ballon-Jongleure	AcKo	**Vorbereitung:** Die Jugendlichen bilden einen Kreis und fassen sich an den Händen.	Luftballon	5
		Verlauf: Der Spielleiter bringt einen Luftballon ins Spiel, die Jugendlichen müssen den Ballon in der Luft halten, ohne ihre Hände zu lösen.		
		Ende des Spiels: Der Spielleiter entscheidet, wann das Spiel beendet ist.		
Besenspiel	AcKe	**Vorbereitung:** Alle sitzen oder stehen im Kreis. Ein Mitspieler steht in der Mitte und hält einen Besen in der Hand.	Besen	5–7
		Verlauf: Der Spieler, der den Besen hält, ruft einen Namen und lässt den Besen los. Die genannte Person muss versuchen, den Besen aufzufangen, bevor dieser zu Boden gefallen ist. Falls ihm dies nicht gelingt, muss er in die Mitte des Kreises mit dem Besen; gelingt ihm dies, dann verbleibt der andere Mitspieler in der Mitte, der dann selbst versuchen muss, den Besen loszuwerden.		
		Ende des Spiels: Der Spielleiter entscheidet, wann das Spiel beendet ist.		

◼ **Tab. 14.2** *(Fortsetzung)* Beschreibung der Übungen und Spiele im Detail

Übung	Kate-gorie	Beschreibung	Benötigte Materialien	Zeit (min)
Blinden-führung	AcKo	**Vorbereitung:** Im Raum werden Hindernisse aufgebaut, die sich alle Jugendlichen zunächst genau anschauen. Ein Start- und ein Zielpunkt werden festgelegt.	Augen-binden, eventuell Gegen-stände als Hindernisse	10
		Es werden Zweiergruppen gebildet. Einer Person jeder Zweiergruppe (Person A) werden die Augen verbunden. Person B gibt der Person Anweisungen und lenkt sie verbal vom Start- zum Zielpunkt.		
		Ende des Spiels: Das Spiel ist beendet, wenn alle Personen A am Ziel angekommen sind. Es ist möglich, einen Gewinner zu bestimmen (Gruppe, die zuerst das Ziel erreicht hat). Anschließend können Person A und B die Rollen tauschen.		
Blind-fußball	AcKo	**Vorbereitung:** Die Gruppe wird in zwei gleich große Mannschaften aufgeteilt (möglichst gerade Anzahl der Spieler). In jeder Mannschaft werden Zweier-gruppen gebildet, Person A bekommt die Augen verbunden, darf den Ball spielen und Tore schießen, Person B gibt verbal Anweisungen.	Ball, Au-genbinden, 2 Tore	10–15
		Verlauf: Die Mannschaften spielen gegeneinander, dabei geben jeweils die Personen B Anweisungen, nur die Personen A dürfen den Ball spielen.		
		Ende des Spiels: Das Spiel ist dann beendet, wenn eine Mannschaft mehr Tore geschossen hat bzw. wenn eine bestimmte Spielzeit vorüber ist. Personen A und B können dann nochmals die Rollen tauschen.		
Blinzel-spiel	AcKo	**Vorbereitung:** Ein Stuhlkreis wird gebildet, die Jugendlichen gehen in Zwei-ergruppen zusammen; eine Person nimmt auf einem Stuhl Platz (Person A), Person B stellt sich hinter Person A und nimmt seine Hände auf den Rücken. Eine Person steht hinter einem leeren Stuhl.	Stuhlkreis	5–7
		Verlauf: Die Person, die keinen Partner hat, blinzelt einer Person A heimlich zu; Person A steht schnell auf und versucht, zum partnerlosen Spieler zu rennen, die dazugehörige Person B muss schnell versuchen, Person A festzuhalten. Gelingt Person B dies, setzt sich Person A wieder hin; rennt Person A schnell weg zum partnerlosen Spieler, so muss sich Person B, die seine Person A gerade verloren hat, durch Blinzeln einen neuen Partner suchen.		
		Ende des Spiels: Der Spielleiter legt das Ende des Spiels fest.		
Blitzkreuz-worträtsel	Ko	**Vorbereitung:** Alle Jugendlichen bekommen ein Kreuzworträtsel ausgeteilt.	Kreuz-worträtsel, Stoppuhr, Stifte	5
		Verlauf: Aufgabe ist es, innerhalb von 5 min möglichst viel vom Kreuzworträt-sel zu lösen.		
		Ende des Spiels: Das Spiel wird nach 5 min beendet. Gewonnen hat, wer am meisten gelöst hat.		
Briefträger	AcKe	**Vorbereitung:** Ein Stuhlkreis wird gebildet, eine Person hat keinen Sitzplatz, sie steht in der Mitte des Kreises, hält eine Zeitung in der Hand, diese Person ist der „Briefträger". Jeder Stuhl erhält eine „Adresse" = Namen der Person, die zum Spielbeginn auf dem Stuhl sitzt.	Stuhlkreis, Zeitung, Zettel, Stifte	8–10
		Verlauf: Nun geht das Spiel los. Eine Person, die im Rücken des Briefträgers sitzt, „schickt" einen Brief los, indem sie die Adresse (also den Namen) einer an-deren Person im Stuhlkreis ruft. Der Briefträger muss versuchen, diese Person mit der Zeitung zu treffen, bevor sie den Brief weiterschicken kann (also die „Adresse"/den Namen einer anderen Person ruft). Gelingt dem Briefträger dies, so nimmt er den Platz der Person ein, die den Brief bekommen hat (mit der Zei-tung getroffen wurde). Die Person, die den Brief erhalten hat, stellt sich in die Mitte des Kreises und nimmt die Rolle des Briefträgers ein. Jetzt wird es span-nend, denn Adresse und Name der Person, die auf dem jeweiligen Stuhl sitzt, stimmen nun nicht mehr überein. Je länger das Spiel dauert, umso schwieriger wird es, da nur Adressen gelten, aber nicht die Namen der jeweiligen Spieler.		
		Ende des Spiels: Der Spielleiter legt das Ende des Spiels fest.		

◘ **Tab. 14.2** (*Fortsetzung*) Beschreibung der Übungen und Spiele im Detail

Übung	Kate-gorie	Beschreibung	Benötigte Materialien	Zeit (min)
Buchsta-ben durch-streichen	Ko	**Vorbereitung:** Jeder Teilnehmer erhält eine Zeitung/den Teil einer Zeitung und die Aufgabe, sich auf die Suche nach einem bestimmten Buchstaben (z. B. „a") zu machen und diesen jeweils durchzustreichen.	Zeitungen, Stifte	3–5
		Verlauf: Die Teilnehmer müssen möglichst viele festgelegte Buchstaben durchstreichen.		
		Ende des Spiels: Nach der zuvor festgelegten Zeit wird das Spiel beendet. Gewonnen hat, wer am meisten Buchstaben gefunden hat.		
Buchsta-ben zählen	Ko	**Vorbereitung:** Jeder bekommt einen Artikel aus einer Zeitung ausgeteilt und zwei Buchstaben zugeteilt, die gezählt werden sollen.	Zeitungen, Stifte	5
		Verlauf: Die Teilnehmer sollen den Artikel nach den Buchstaben absuchen und diese zählen.		
		Ende des Spiels: Das Spiel ist beendet, wenn der erste Spieler „Stopp" ruft, weil er den gesamten Artikel durchsucht und die festgelegten Buchstaben gezählt hat.		
Bundestag	AcKeKo	**Vorbereitung:** Ein Stuhlkreis wird gebildet, es gibt einen Stuhl mehr als Mitspieler. Jeder Mitspieler schreibt seinen Namen auf ein Kärtchen. Gleichzeitig werden zwei „Parteien" (zwei Gruppen gebildet). Jeder prägt sich die Mitglieder der eigenen Partei ein. Nun werden die Namensschilder gemischt. Jeder zieht verdeckt eine Karte und prägt sich den Namen ein, der auf der Karte steht. Ziel ist, dass es die Parteimitglieder schaffen, nebeneinander zu sitzen.	Namens-kärtchen, Stifte	10–15
		Verlauf: Der Spieler, der neben dem leeren Stuhl sitzt, beginnt und ruft:„Mein rechter Platz ist leer, da ruf ich mir … (Name eines Parteimitglieds) her!" Es kommt dieser Spieler, der das jeweilige Namensschild gezogen hat. Der Spieler, der nun neben dem freien Platz sitzt, ist als Nächster dran, sich jemanden zu rufen.		
		Ende des Spiels: Das Spiel ist dann beendet, wenn eine Partei es geschafft hat, eine Regierungsbank zu besetzen, d. h., ihre Mitglieder nebeneinander sitzen. Variante des Spiels mit höherem Schwierigkeitsgrad: Man kann das Spiel auch so spielen, dass derjenige, der ruft und der, der kommt dann jeweils noch das Namensschild tauschen müssen. Dadurch wird es wesentlich schwieriger, sich die Zuordnung der Namen einzuprägen.		
Das bin ich …	Ke	**Vorbereitung:** Ein Stuhlkreis wird gebildet. Die Jugendlichen werden gebeten, einen Ausweis zur Hand zu nehmen (z. B. Personalausweis, Ausweis Fitnessstudio, Studentenausweis).	Stuhlkreis, Personal-ausweise/ Ausweise	5–10
		Verlauf: Die Jugendlichen stellen sich reihum anhand ihres Ausweises vor; sie können beim Vorstellen Bezug zu verschiedenen Aspekten des Ausweises nehmen und damit interessante Aspekte über sich erzählen. Beispiele: Welche Bedeutung hat mein Vorname? In welchem Sternzeichen bin ich geboren? Hat der Ausweis an sich eine Bedeutung für mich, bin ich z. B. schon viel damit gereist? Informationen zum Geburts- und Wohnort, zur Augen- oder Haarfarbe etc. Die anderen dürfen Fragen stellen.		
		Ende der Übung: Die Übung ist beendet, wenn jeder sich vorgestellt hat.		

Tab. 14.2 (*Fortsetzung*) Beschreibung der Übungen und Spiele im Detail

Übung	Kate-gorie	Beschreibung	Benötigte Materialien	Zeit (min)
Das Knäu-elspiel	AcKo	**Vorbereitung:** Alle Spieler stellen sich nahe zusammen und werden von der Spielleitung mit einem Seil zusammengebunden. Das Seil sollte mindestens sechsmal um die Gruppe gewickelt sein, damit die Gruppe wirklich das Gefühl hat, zusammengebunden zu sein. Ein Zielpunkt wird im Raum festgelegt, den das Knäuel erreichen muss.	Seil, Hinder-nisse	5–7
		Verlauf: Die Gruppe versucht gemeinsam, das Ziel zu erreichen.		
		Ende des Spiels: Das Spiel ist beendet, wenn die Gruppe das Ziel erreicht hat, ohne das Seil zu lösen.		
		Hinweis: Es muss bei diesem Spiel (wie bei allen Spielen, in denen es zu Körperkontakt kommt) sichergestellt sein, dass die einzelnen Teilnehmer keine gegenseitigen Berührungsängste haben, und es auch nicht als unangenehm empfinden, zusammengebunden zu werden.		
Decken-ballspiel	AcKo	**Vorbereitung:** Zwei Teams werden gebildet. Jedes Team bekommt eine Woll-decke, soll diese ausgebreitet halten, ein Ball liegt in der Mitte der Decke.	2 Wollde-cken, 2 Bälle	5
		Verlauf: Die Teams haben die Aufgabe, sich die Bälle zuzuspielen, ohne die Decke loszulassen. Es wird gezählt, wie oft die einzelnen Teams es schaffen, den eigenen Ball auf die Wolldecke des Gegners zu spielen, Ballverlust führt zu Punktabzug.		
		Ende des Spiels: Der Spielleiter legt das Ende des Spiels fest. Alternativ kann zu Beginn eine Punktzahl festgelegt werden, die das Ende des Spiels bestimmt.		
Denk-sportauf-gaben	Ko	**Vorbereitung:** Jeder Teilnehmer bekommt ein Kärtchen, auf dem eine Denksportaufgabe steht (z. B. ein Zahlenrätsel, ein kleines Gedicht auswendig lernen).	Denksport-aufgaben	5
		Verlauf: Die Teilnehmer sollen in Ruhe die Denksportaufgabe lösen.		
		Ende der Übung: Die Übung ist beendet, wenn jeder Teilnehmer seine Denk-sportaufgabe gelöst hat. Möglich ist, diese dann den anderen Teilnehmern kurz vorzustellen.		
Der wan-dernde Luftballon	AcKo	**Vorbereitung:** Die Jugendlichen setzen sich in zwei Reihen auf den Boden, sodass jeder Teilnehmer einer anderen Person gegenüber sitzt. Die Fußsohlen der Teilnehmer sollen sich berühren. Der Spielleiter klemmt nun einen Luftbal-lon zwischen die Fußsohlen des ersten Paares.	Luftballons	5–8
		Verlauf: Die Paare haben die Aufgabe, entlang der Reihe den Luftballon wei-terzugeben, ohne dass er platzt oder auf den Boden fällt.		
		Ende des Spiels: Das Spiel ist beendet, wenn der Luftballon durch die gesamte Reihe gewandert ist.		
Detektiv-spiel	Ko	**Vorbereitung:** Die Teilnehmer bilden Zweiergruppen und setzen sich einander gegenüber. Es wird festgelegt, welche Person (Person A) zunächst die andere Person (B) beobachtet; Person B nimmt eine bestimmte Körperhaltung ein, in der sie verharrt.	Stühle	10
		Verlauf: Person A schaut Person B genau an. Wenn sie denkt, sich die Körper-haltung und alle Merkmale an Person B genau eingeprägt zu haben, schließt sie die Augen. Person B verändert nun ein Merkmal an sich (z. B. Hemdkragen nach innen, knüpft Schnürsenkel auf, verändert die Richtung einer Haar-strähne). Wenn Person B die Veränderung vorgenommen hat, darf Teilnehmer A die Augen wieder öffnen und soll nun erraten, was sich verändert hat.		
		Ende des Spiels: Sobald Person A das veränderte Merkmal erraten hat, ist das Spiel beendet. Die Rollen können getauscht werden.		

□ Tab. 14.2 (*Fortsetzung*) Beschreibung der Übungen und Spiele im Detail

Übung	Kate-gorie	Beschreibung	Benötigte Materialien	Zeit (min)
Die Gruppe zählt bis 20	Ko	**Vorbereitung:** Alle Mitspieler stellen sich in einem Kreis auf (möglichst eng, jedoch so, dass jeder frei stehen kann) und schließen die Augen. Die Gruppe hat nun die Aufgabe, gemeinsam laut bis „20" zu zählen. Eine beliebige Person beginnt mit der Zahl „1". Eine andere Person muss nun die nächsthöhere Zahl sagen. Keine Person darf zwei aufeinanderfolgende Zahlen nennen, kann jedoch – wenn eine andere Person zwischenzeitlich eine Zahl genannt hat – die nächste Zahl formulieren. Wenn zwei oder mehr Personen gleichzeitig sprechen, muss wieder bei „1" begonnen werden.	–	10
		Verlauf: Die Gruppenmitglieder zählen nach obiger Regel. Meist dauert es ca. 5–6 Versuche, bis die Gruppe einen Rhythmus entwickelt hat und das Ziel erreicht. Die Gruppe könnte theoretisch auch einfach reihum die Zahlen nennen, erstaunlicherweise tritt diese Lösung nur selten auf. Es hilft, wenn der Spielleiter immer wieder dazu auffordert, dass alle sich konzentrieren sollen.		
		Ende des Spiels: Das Spiel endet, wenn die Zahl „20" erreicht wurde.		
Eins-Zwei-Drei-Trick	Ko	**Vorbereitung:** Die Teilnehmer werden dazu aufgefordert, drei Gegenstände leise oder nur „im Kopf" zu nennen, die sie sehen (z. B. „Ich sehe einen roten Sessel."), drei Geräusche, die sie hören (z. B. „Ich höre das Ticken der Uhr."), drei Empfindungen, die sie spüren (z. B. „Ich spüre, dass meine Hände ganz warm sind."). Anschließens werden jeweils zwei Gegenstände, Geräusche, Empfindungen, dann eines genannt. Die einzelnen Beobachtungen dürfen sich auch wiederholen (z. B. kann ich mehrfach als Geräusch das Ticken der Uhr angeben). Es ist sinnvoll, wenn der Spielleiter den Ablauf zunächst vormacht.	–	5–7
		Verlauf: Alle Teilnehmer gehen den Trick leise/gedanklich durch.		
		Ende der Übung: Die Übung endet, wenn jeder Teilnehmer bei einer Sinnes-modalität angelangt und diese durchgeführt hat.		
		Hinweis: Diese Übung stammt aus der Achtsamkeitstherapie.		
Eins-Zwei-Setzen!	AcKo	**Vorbereitung:** Die Spieler stellen sich in einem Kreis auf, sie stehen ganz dicht beieinander. Dann drehen sich alle nach rechts, sodass jeder den Rücken des Nächsten vor sich sieht.	–	3–5
		Verlauf: Beim Kommando „Eins-Zwei-Setzen!" müssen alle gleichzeitig in die Knie gehen, sich sozusagen hinsetzen: Jeder findet auf den Knien des Hinter-mannes einen Sitzplatz.		
		Ende der Übung: Wenn das Timing gestimmt hat, kann jeder in einem stabilen Kreis sitzen.		
Förder-bandspiel	AcKo	**Vorbereitung:** Die Spieler bilden zwei, sich gegenüberstehende Reihen. Jeder Mitspieler kreuzt seine Arme und umfasst die Hände des Mitspielers, der ihm gegenüber steht. Ein Mitspieler wird bestimmt, der sich auf die ausgestreckten Arme der übrigen Mitspieler legt.	–	10–15
		Verlauf: Der liegende Mitspieler wird über das „Förderband" aus Armen be-wegt, sodass er über das „Förderband" wandert.		
		Ende des Spiels: Das Spiel ist beendet, wenn der liegende Mitspieler die andere Seite des Förderbandes erreicht hat. Die Spieler können ihre Rollen tauschen, bis jeder Mitspieler über das Förderband transportiert wurde.		
Fremd-sprache üben	Ko	**Vorbereitung:** Jeder Teilnehmer soll sich eine Sprache überlegen, in der er bis „100" zählen kann.	–	5
		Verlauf: Die Teilnehmer zählen leise in der von ihnen gewählten Sprache rück-wärts. Wer es schwieriger gestalten will, kann auch in Zweier- oder Dreierschrit-ten rückwärts zählen.		
		Ende der Übung: Die Übung ist dann beendet, wenn jeder Teilnehmer bei „0" angelangt ist.		

▣ Tab. 14.2 (*Fortsetzung*) Beschreibung der Übungen und Spiele im Detail

Übung	Kategorie	Beschreibung	Benötigte Materialien	Zeit (min)
Fruchtsalat	Ac	**Vorbereitung:** Jeder Mitspieler zieht eine Karte und prägt sich die Fruchtsorte ein, die auf der von ihm gezogenen Karte steht. Ein Spieler stellt sich in die Mitte des Kreises; er hat die Aufgabe, einen Platz zu ergattern. **Verlauf:** Der Spieler in der Mitte des Kreises ruft eine Fruchtsorte, diejenigen, die diese Karte gezogen haben, müssen schnell den Platz wechseln, und der Spieler in der Mitte, versucht, einen Platz zu bekommen. Derjenige, der übrig bleibt, stellt sich in die Mitte und darf Fruchtsorten ausrufen. Der Mitspieler in der Mitte kann auch verschiedene Fruchtsorten nennen, ruft er „Obstsalat", dann müssen alle Mitspieler die Plätze tauschen. **Ende des Spiels:** Der Spielleiter legt fest, wann das Spiel beendet ist. **Alternative Spielvariante:** Möglich ist es auch (wenn man das Spiel zum Kennenlernen einsetzen will), dass keine Fruchtsorten festgelegt werden, sondern der Mitspieler, der sich in der Mitte des Kreises befindet eine Frage stellt (z. B. „Wer liest gerne?", „Wer hat sich heute morgen die Zähne geputzt?", „Wer isst gerne Fisch?"). Alle Mitspieler, die darauf mit „Ja" oder „Ich" antworten würden, müssen die Plätze tauschen, und der Spieler in der Mitte versucht erneut, einen Stuhl zu ergattern. Gelingt ihm dies, nimmt der übrig gebliebene Mitspieler seinen Platz ein.	Stuhlkreis (ein Stuhl weniger als Mitspieler), Karten mit Fruchtsorten, dabei sollte jede Fruchtsorte doppelt vorkommen	10
Gedanken-ABC	Ko	**Vorbereitung:** Die Mitspieler setzen sich in einen Stuhlkreis. Es werden Kategorien festgelegt, die benannt werden sollen (z. B. Berufe, berühmte Menschen, Länder). **Verlauf:** Ein Mitspieler startet mit dem Buchstaben „A" und nennt ein Wort mit diesem Anfangsbuchstaben aus der festgelegten Kategorie, der nächste Mitspieler fährt mit dem Buchstaben „B" fort, der nächste mit „C" usw. **Ende des Spiels:** Das Spiel ist beendet, wenn der letzte Buchstabe des Alphabets erreicht wurde.	Stuhlkreis	8–10
Gordischer Knoten	Ac	**Vorbereitung:** Die Mitspieler stellen sich im Kreis auf (relativ dicht), schließen ihre Augen und strecken ihre Arme und Hände aus. Jeder Mitspieler soll blind nach zwei Händen greifen und diese festhalten. Alle öffnen die Augen wieder, ihre Arme sind nun miteinander verknotet. **Verlauf:** Die Mitspieler haben die Aufgabe, sich zu „entknoten", damit sie als Kreis zum Stehen kommen, ohne dabei die Hände zu lösen, die festgehalten werden. Dazu müssen einzelne Mitspieler teilweise über Arme steigen oder unter Armen durchkriechen. **Ende des Spiels:** Das Spiel ist beendet, wenn sich der Knoten aufgelöst hat und die Teilnehmer in einem Kreis stehen.	–	7–10
Handschmeichler	Ko	**Vorbereitung:** Jeder Teilnehmer bekommt einen Handschmeichler in die Hand gelegt. **Verlauf:** Die Teilnehmer werden gebeten, sich ganz auf ihren Handschmeichler zu konzentrieren und in Ruhe den Handschmeichler zu spüren und zu ertasten. **Ende der Übung:** Der Übungsleiter legt das Ende der Übung fest, die Erfahrungen können ausgetauscht werden.	Handschmeichler	5

Tab. 14.2 (*Fortsetzung*) Beschreibung der Übungen und Spiele im Detail

Übung	Kategorie	Beschreibung	Benötigte Materialien	Zeit (min)
Hoch und tief/Ebbe und Flut	AcKe	**Vorbereitung:** Stühle und Tische werden im Raum verteilt. Die Mitspieler bewegen sich durch den Raum.	Stühle/ Tische	5–8
		Verlauf: Der Spielleiter beginnt, eine Geschichte zu erzählen, in der entweder immer wieder die Wörter „hoch"/„tief" oder „Ebbe"/„Flut" vorkommen. Kommt das Wort „hoch" oder „Flut" vor, dann müssen alle Mitspieler so schnell wie möglich den Boden verlassen (z. B. auf einen Stuhl/Tisch springen). Bei den Wörtern „tief" oder „Ebbe" müssen die Mitspieler möglichst rasch mit den Händen den Boden berühren. Der Mitspieler, der am langsamsten ist, scheidet aus. Er darf die Geschichte weitererzählen.		
		Ende des Spiels: Das Spiel ist beendet, wenn nur noch ein Mitspieler übrig ist, dieser hat das Spiel gewonnen.		
Ich mag besonders …	Ke	**Vorbereitung:** Jeder Teilnehmer bringt einen Gegenstand mit, der eine Bedeutung für ihn hat (z. B. Gitarre, Urlaubsfoto, Ring).	Gegenstände, die die Teilnehmer mitbringen	8–10
		Verlauf: Die Teilnehmer zeigen sich ihren Gegenstand und stellen ihn vor: „Ich habe … (Gegenstand benennen) mitgebracht, weil …"; die anderen Teilnehmer dürfen weitere Fragen dazu stellen.		
		Ende der Übung: Die Übung ist beendet, wenn jeder Teilnehmer seinen Gegenstand vorgestellt hat.		
Kniehockerspiel	AcKe	**Vorbereitung:** Ein Stuhlkreis wird gebildet. Ein Mitspieler beginnt und stellt eine Frage.	Stuhlkreis	5–10
		Verlauf: Diejenigen, die die Frage mit „Ja" beantworten, rücken im Stuhlkreis nach rechts einen Stuhl weiter, diejenigen, die mit „Nein" antworten rücken nach links. Es kann nun vorkommen, dass auf einzelnen Stühlen viele Mitspieler sitzen. Ein anderer Mitspieler darf die nächste Frage stellen usw.		
		Ende des Spiels: Der Spielleiter legt das Ende des Spiels fest. Alternativ kann das Spiel beendet werden, wenn jeder Mitspieler eine Frage gestellt hat.		
Körperlänge	Ac	**Vorbereitung:** Die Gruppe erhält die Aufgabe, sich nach ihrer Körperlänge (alternativ nach dem Geburtstag, der Anzahl der Geschwister) in einer Reihe aufzustellen. Dabei dürfen sie nicht miteinander sprechen.	–	5
		Verlauf: Die Teilnehmer ordnen/sortieren sich nonverbal.		
		Ende des Spiels: Das Spiel ist beendet, wenn die Mitspieler der Meinung sind, dass die richtige Reihenfolge erreicht wurde.		
Namensadjektive	Ke	**Vorbereitung:** Jeder Teilnehmer überlegt sich ein Adjektiv, das mit demselben Buchstaben beginnt wie der Vorname (z. B. lustige Laura, atemberaubender Aaron) und eine dazu passende Körperbewegung.	–	8
		Verlauf: Ein Teilnehmer beginnt und stellt sich der Gruppe vor: „Ich bin der … (Adjektiv und Name) und das ist meine Bewegung." Die übrigen Gruppenteilnehmer wiederholen das Adjektiv, den Namen und die Bewegung. Dann ist der nächste Teilnehmer dran, sich vorzustellen. Die gesamte Gruppe wiederholt das Adjektiv, den Namen und die Bewegung des ersten Teilnehmers, und ergänzen dann Adjektiv, Namen und Bewegung des zweiten Teilnehmers, der jetzt an der Reihe ist usw.		
		Ende des Spiels: Das Spiel ist beendet, wenn sich alle Teilnehmer vorgestellt haben und alle Adjektive, Namen, Bewegungen wiederholt wurden.		
Ohren spitzen	Ko	**Vorbereitung:** Das Geräusch/die Musik wird eingeschaltet, aber sehr leise. Die Teilnehmer haben die Aufgabe, so viele Inhalte wie möglich zu verstehen.	Geräusche, Musik	5
		Verlauf: Die Teilnehmer lauschen auf die Inhalte und merken sie sich.		
		Ende der Übung: Der Übungsleiter legt das Ende der Übung fest. Gewonnen hat, wer am meisten verstanden hat und wiedergeben kann.		

Tab. 14.2 (*Fortsetzung*) Beschreibung der Übungen und Spiele im Detail

Übung	Kate-gorie	Beschreibung	Benötigte Materialien	Zeit (min)
Punkte-spiel	Ac	**Vorbereitung:** Mit den Mitspielern werden neun zentrale Punkte des Körpers festgelegt, mit denen im Spiel der Boden berührt werden darf: mit beiden Füßen, beiden Händen, beiden Ellenbogen, beiden Knien und mit der Stirn.	2 oder 3 Würfel	8–10
		Verlauf: Die Spieler verteilen sich im Raum, ein Spieler (oder der Spielleiter) darf mit zwei Würfeln würfeln. Wirft er eine Zahl zwischen 1 und 9, müssen die Mitspieler versuchen, mit der richtigen Anzahl an Körperpunkten den Boden zu berühren, bei Zahlen zwischen 10 und 12 haben die Spieler Pause. Gelingt dies einem Spieler nicht, darf er als nächstes würfeln. Vor Beginn des Spiels sollte festgelegt werden, ob Spieler ausscheiden oder ob sie nach einem Wurf wieder mitspielen dürfen.		
		Ende des Spiels: Das Spiel endet, wenn nur noch ein Spieler übrig ist. Alternativ endet es erst, wenn der Spielleiter das Spiel für beendet erklärt, sollte kein Spieler ausscheiden.		
		Variante des Spiels: Als Variante kann man auch Zweiergruppen bilden, die Paare müssen dann mit Punkten zwischen 1 und 18 den Boden berühren (dafür benötigt man drei Würfel).		
Reifen-wande-rung	AcKo	**Vorbereitung:** Die Mitspieler bilden einen Kreis und fassen sich an den Händen. Ein Spieler bekommt einen Hula-Hoop-Reifen an den Arm.	Hula-Hoop-Reifen	8–10
		Verlauf: Der Hula-Hoop-Reifen soll durch den Kreis wandern, ohne dass die Mitspieler ihre Hände lösen.		
		Ende des Spiels: Das Spiel ist beendet, wenn der Reifen einmal den Kreis durchwandert hat.		
Sätze ergänzen	Ko	**Vorbereitung:** Die Teilnehmer setzen sich in den Stuhlkreis.	Stuhlkreis	5–8
		Verlauf: Ein Mitspieler beginnt einen Satz, der nachfolgende Mitspieler ergänzt den Satz um ein Wort.		
		Ende des Spiels: Eine Runde ist beendet, wenn einem Mitspieler keine Satzergänzung mehr einfällt. Es kann dann eine neue Runde gestartet werden.		
Schnitt-mengen-plakat	Ke	**Vorbereitung:** Die Gruppe wird in Kleingruppen aufgeteilt. Jede Kleingruppe bekommt ein Plakat.	Plakate, Stifte	10–15
		Verlauf: Die Teilnehmer sollen sich nun gegenseitig zu verschiedenen Themen interviewen (z. B. Alter, Schule, Hobbys, Eigenschaften). Dann wird jedes Kleingruppenmitglied als Ellipse auf dem Plakat dargestellt, die Eigenschaften bzw. Merkmale dieser Person werden notiert. Bei der Zeichnung der Ellipsen soll darauf geachtet werden, dass Schnittmengen zwischen den Teilnehmern durch überlappende Ellipsenteile dargestellt werden. Außerhalb der Schnittmengen sind die „einzigartigen" Merkmale/Eigenschaften abgebildet.		
		Hinweis: Es kann mehrere Schnittmengen geben, teilweise überschneiden sich alle Mitglieder der Kleingruppe, teilweise nur einzelne Mitglieder bezüglich bestimmter Merkmale/Eigenschaften.		
		Ende der Übung: Wenn alle Schnittmengenplakate gestaltet sind, stellen sich die Kleingruppen gegenseitig ihr Schnittmengenplakat vor.		
Schritte zählen	Ko	**Vorbereitung:** Alle Teilnehmer verteilen sich im Raum.	–	3–5
		Verlauf: Die Teilnehmer gehen im Raum umher und zählen jeden dritten Schritt. Verzählt sich ein Teilnehmer, beginnt er wieder bei „0".		
		Ende der Übung: Die Übung ist beendet, wenn jeder Teilnehmer die Zahl „30" erreicht hat.		

◘ **Tab. 14.2** (*Fortsetzung*) Beschreibung der Übungen und Spiele im Detail

Übung	Kate-gorie	Beschreibung	Benötigte Materialien	Zeit (min)
Sich fallen lassen	AcKo	**Vorbereitung:** Es werden Dreierteams gebildet, Person A stellt sich zwischen Person B und C.	–	10–15
		Verlauf: Person A macht sich steif und lässt sich im Stand nach vorn und hinten fallen, Person B und C fangen Person A vorsichtig, aber sicher ab.		
		Ende der Übung: Der Übungsleiter oder die Dreierteams selbst können festlegen, wann sie die Rollen tauschen und dann die Übung beenden wollen.		
Sinne aktivieren	Ko	**Vorbereitung:** Die Trainer erläutern, dass die Aktivierung der Sinne eine gute Möglichkeit bietet, zur Konzentration zurückzufinden.	Objekte zum Fühlen, Riechen und Schmecken	8–10
		Verlauf: Die Teilnehmer testen verschiedene Materialien, die unterschiedliche Sinne anregen, wie Fühlen: Ohren ausstreichen (Denkermütze, s. u.), Geruch: verschiedene Düfte ausprobieren und den individuell wirksamsten herausfinden, Geschmack: in eine Zitrone oder scharfen Kaugummi beißen, ein scharfes Bonbon lutschen.		
		Hinweis: „Denkermütze": Die Ohren werden mit Daumen und Zeigefinger am obersten Punkt des Ohres angefasst. Danach wandern die Teilnehmer mit den Fingern langsam nach unten in Richtung Ohrläppchen, wobei sie die Ohrmuschel „auseinanderfalten". Wenn sie am Ohrläppchen angekommen sind, ziehen sie die Ohrläppchen zweimal nach unten – als würde man eine Mütze runterziehen. Diese Übung kann wiederholt werden.		
		Ende der Übung: Die Teilnehmer können sich über ihre Erfahrungen austauschen und über weitere Möglichkeiten und Strategien diskutieren.		
Spinnennetz	Ke	**Vorbereitung:** Ein Stuhlkreis wird gebildet. Ein Person A beginnt, wählt ein Merkmal/eine Eigenschaft von sich aus, hält das Ende des Wollknäuels fest und wirft das Wollknäuel einer anderen Person B zu, von der sie vermutet, dass sie die Eigenschaft/das Merkmal teilt.	Stuhlkreis, Wollknäuel	10
		Verlauf: Trifft es zu, dass Person B das Merkmal/die Eigenschaft teilt, dann hält sie die Schnur fest, nennt ein Merkmal/eine Eigenschaft von sich und wirft das Knäuel einer anderen Person zu, bei der sie das Vorliegen dieser Eigenschaft/dieses Merkmals vermutet usw.; trifft es jedoch nicht zu, dass die beiden Personen eine Eigenschaft/ein Merkmal teilen, dann muss Person B ablehnen und das Wollknäuel an Person A zurückwerfen. Person A muss eine andere Person finden, auf die das Merkmal/die Eigenschaft zutrifft usw.		
		Ende des Spiels: Das Spiel ist beendet, wenn ein „Spinnenetz" entstanden ist, der Spielleiter legt das Ende fest.		
Stars und Sternchen (Tiere)	AcKe	**Vorbereitung:** Die Mitspieler nehmen im Stuhlkreis Platz. Jeder nennt ein Idol (oder Tier), welches er sein möchte oder gerne mag.	Stuhlkreis, Ball	8–10
		Verlauf: Ein Spieler steht in der Mitte des Kreises und wirft den Ball einer Person zu. Diese muss blitzschnell den Namen und das ausgesuchte Idol (Tier) der beiden Nebensitzer nennen. Gelingt ihm das nicht, muss er in der Mitte des Kreises stehen. Die Person in der Mitte hat auch die Möglichkeit, den Ball in die Luft zu werfen, in dieser Zeit müssen dann alle die Plätze tauschen; der Mitspieler in der Mitte versucht, sich einen Platz zu ergattern.		
		Ende des Spiels: Der Spielleiter legt das Ende des Spiels fest.		
Streichholzturm	Ko	**Vorbereitung:** Die Gruppe setzt sich im Kreis um eine Flasche. Jeder Mitspieler erhält eine festgelegte Anzahl von Streichhölzern.	Leere Wasserflasche, Streichhölzer	8–10
		Verlauf: Die Spieler legen reihum jeweils ein Streichholz auf den Flaschenhals. Sie haben die Aufgabe, einen möglichst hohen Turm zu bauen, ohne dass dieser einstürzt. Wenn der Turm umfällt, kann erneut begonnen werden.		
		Ende des Spiels: Das Spiel endet, wenn es gelungen ist, einen Turm zu bauen. Der Spielleiter entscheidet, wann die richtige Höhe erreicht ist.		

◻ **Tab. 14.2** (*Fortsetzung*) Beschreibung der Übungen und Spiele im Detail

Übung	Kate-gorie	Beschreibung	Benötigte Materialien	Zeit (min)
Von Kinn zu Kinn	AcKo	**Vorbereitung:** Die Spieler stellen sich im Kreis auf, die Hände haben sie auf dem Rücken verschränkt. Ein Spieler bekommt einen Tennisball unter das Kinn geklemmt.	Tennisbälle	8–10
		Verlauf: Der Ball soll nun im Kreis von Kinn zu Kinn weitergegeben werden, ohne dass er auf den Boden fällt. Wer den Ball fallen lässt, scheidet aus.		
		Ende des Spiels: Das Spiel endet, wenn nur noch wenige Spieler übrig sind. Alternativ kann man es auch so spielen, dass kein Spieler ausscheidet: Das Spiel ist dann beendet, wenn es gelingt, den Ball einmal ganz durch den Kreis zu geben.		
Wackel-stuhl	AcKo	**Vorbereitung:** Die Teilnehmer bilden einen Stuhlkreis, die Stühle sollten dabei eng stehen. Jeder Teilnehmer stellt sich hinter einen Stuhl, nimmt einen Arm auf den Rücken und zieht die Stuhllehne zu sich, sodass der Stuhl nur noch auf den hinteren beiden Stuhlbeinen steht und umkippen würde, wenn der Teilnehmer die Stuhllehne nicht festhalten würde.	Stuhlkreis	5–8
		Verlauf: Die Mitspieler bewegen sich gleichzeitig um den Kreis herum (die Gruppe muss ihren eigenen Rhythmus finden), dabei dürfen die Stühle nicht umkippen, sie dürfen nicht auf allen vier Stuhlbeinen zum Stehen kommen, die Mitspieler dürfen auch nicht mit beiden Händen zupacken. Wenn ein Stuhl kippt oder ganz zum Stehen kommt, scheidet der Mitspieler aus, der den Stuhl nicht halten konnte.		
		Ende des Spiels: Das Spiel endet, wenn nur noch ein/zwei Spieler übrig sind oder es der Spielleiter beendet.		
Wäsche-klammern-spiel	Ac	**Vorbereitung:** Jeder Mitspieler erhält eine bestimmte Anzahl an Wäscheklammern. Diese soll er an seinem Körper befestigen (z. B. am Pulli, am Finger).	Wäsche-klammern	8–10
		Verlauf: Die Spieler bewegen sich durch den Raum und versuchen, den Mitspielern möglichst viele Wäscheklammern zu klauen, die eigenen Wäscheklammern aber zu sichern. Wer keine Wäscheklammer mehr hat, scheidet aus.		
		Ende des Spiels: Das Spiel endet, wenn nur noch ein Spieler Wäscheklammern hat. Alternativ kann der Spielleiter das Ende des Spiels festlegen, und der Spieler, der noch am meisten Wäscheklammern hat, hat gewonnen.		
Wer ist wer?	Ke	**Vorbereitung:** Ein Stuhlkreis wird gebildet. Zunächst schreiben alle ihre Namen auf einen Zettel, es darf dabei nicht gesprochen werden. Danach können weitere Kategorien folgen (z. B. Welchen Beruf willst Du ergreifen? Welche Musik gefällt dir?), jeder schreibt die Antwort auf Extrazettel. Wichtig ist, dass die Mitspieler nicht sehen, was jemand schreibt. Die Zettel werden gefaltet in eine Schachtel gesteckt und gemischt.	Schachtel, Zettel, Stifte	10
		Verlauf: Ein Mitspieler beginnt, zieht einen Zettel und legt ihn vor die Person, von der er vermutet, dass sie den Zettel geschrieben hat. Er kann eine kurze Begründung abgeben, weshalb er den Zettel in der vorgenommenen Weise zuordnet (z. B. „Ich denke, dass Du Architekt werden willst, da ich gesehen habe, dass Du in einem Heft viele Zeichnungen hast."). Die Person, vor die der Zettel gelegt wurde, kann dies bestätigen oder ablehnen; bei einer Ablehnung wandert der Zettel zurück in die Schachtel.		
		Ende des Spiels: Das Spiel ist beendet, wenn alle Zettel zugeordnet sind.		

◗ **Tab. 14.2** (*Fortsetzung*) Beschreibung der Übungen und Spiele im Detail

Übung	Kate-gorie	Beschreibung	Benötigte Materialien	Zeit (min)
Wetterbericht	AcKo	**Vorbereitung:** Es werden Zweiergruppen gebildet, Person A sitzt jeweils hinter dem Rücken von Person B.	Papierblätter, Stifte	8–10
		Verlauf: Der Spielleiter (fakultativ ein Teilnehmer) spielt den „Wetterfrosch" und zeigt den Personen B Zettel mit unterschiedlichen Wetterlagen. Person B versucht auf dem Rücken von Person A den Wetterbericht mit den Händen erfahrbar zu machen (z. B. Regen: schnelles Tippen der Finger; Hagelsturm: Trommeln auf den Rücken). Person A muss erraten, welcher Wetterbericht abgegeben wurde.		
		Ende des Spiels: Der Spielleiter legt das Ende des Spiels fest, die Teilnehmer können die Rollen tauschen.		
Wörter hören und zählen	Ko	**Vorbereitung:** Es wird ein Fernseher, Radio oder CD-Player eingeschaltet.	Fernseher, Radio, CD-Player	5
		Verlauf: Der Teilnehmer soll bestimmte Wörter zählen (z. B. „und", „oder"), möglich ist es auch, auf mehrere Wörter gleichzeitig zu achten und diese zu zählen.		
		Ende der Übung: Der Übungsleiter oder Teilnehmer legt fest, wann die Übung beendet ist.		
Zipp-Zapp	AcKe	**Vorbereitung:** Ein Stuhlkreis wird gebildet, ein Mitspieler hat keinen Stuhl und steht in der Mitte des Kreises.	Stuhlkreis	10
		Verlauf: Der Spieler in der Mitte des Kreises zeigt auf einen sitzenden Spieler und sagt entweder „Zipp" oder „Zapp". Sagt er „Zipp", muss der Spieler, auf den gezeigt wurde, schnell den Namen des linken Nebensitzers rufen, sagt der Mitspieler in der Mitte „Zapp" muss der sitzende Spieler den Namen des rechten Nebensitzers rufen. Gelingt ihm dies rasch, verbleibt der Spieler in der Mitte und startet einen neuen Versuch; zögert der sitzende Spieler jedoch oder nennt einen falschen Namen, muss er in die Mitte des Kreises, der andere Mitspieler nimmt dann seinen Platz im Stuhlkreis ein. Ruft der Spieler, der in der Mitte des Kreises steht „Zipp-Zapp", müssen alle Spieler ihre Plätze tauschen, der Spieler in der Mitte des Kreises versucht, einen Platz zu ergattern. Wer übrig bleibt, stellt sich in die Mitte.		
		Ende des Spiels: Der Spielleiter legt das Ende des Spiels fest.		

Literatur

Bechheim Y (2006) Erfolgreiche Kooperationsspiele. Soziales Lernen durch Spiel und Sport. Limpert, Wiebelsheim

Becker K, Gilsdorf R, Kistner G (1995) Kooperative Abenteuerspiele 1: Praxishilfe für Schule, Jugendarbeit und Erwachsenenbildung. Klett/Kallmeyer, Seelze

Gilsdorf R, Kistner G, Becker K (2000) Kooperative Abenteuerspiele 2: Praxishilfe für Schule, Jugendarbeit und Erwachsenenbildung. Klett/Kallmeyer, Seelze

Orlick T (2007) Zusammen spielen – nicht gegeneinander! 150 kooperative Spiele für Kinder. Verlag An der Ruhr, Mülheim an der Ruhr

Portmann R (2008) Die 50 besten Spiele für mehr Sozialkompetenz, 2. Aufl. Don Bosco, München

Portmann R (2009) Die 50 besten Bewegungsspiele, 2. Aufl. Don Bosco, München

Schmidt C, Krowatschek D, Krowatschek G, Wingert G (2012) Spiele/Übungen aus dem Marburger Konzentrationstraining für Jugendliche (MKT-J), 3. Aufl., Dortmund

Seifert JW, Göbel H-P (2004) Games: Spiele für Moderatoren & Gruppenleiter: kurz, knackig, frech, 4. Aufl. Gabal, Offenbach

Weiteres Schulungsmaterial

N. Spröber et al., *SAVE – Strategien für Jugendliche mit ADHS*,
DOI 10.1007/978-3-642-38362-5_15, © Springer-Verlag Berlin Heidelberg 2013

15.1 Feedbackbogen

Feedback	Feedbackbogen	◼ Abb. 15.1

15.2 Folien zur Durchführung des Trainingsprogramms

Folie 1-1	Ablauf Sitzung 1	◼ Abb. 15.2
Folie 1-2	Allgemeine Sitzungsstruktur	◼ Abb. 15.3
Folie 1-3	Bearbeitung der Alltagsaufgaben	◼ Abb. 15.4
Folie 2-1	Ablauf Sitzung 2	◼ Abb. 15.5
Folie 2-2	Risiken und Nebenwirkungen von Veränderungen	◼ Abb. 15.6
Folie Z-1	Ablauf der Sitzung mit den Trainingscoaches	◼ Abb. 15.7
Folie Z-2	Was soll in dieser Sitzung passieren, damit ich zufrieden nach Hause gehen kann?	◼ Abb. 15.8
Folie Z-3	Problemlösemodell: Der Aktionsplan	◼ Abb. 15.9
Folie Z-4	Blitzlicht	◼ Abb. 15.10
Folie Z-5	Kontakte	◼ Abb. 15.11
Folie 3-1	Ablauf Sitzung 3	◼ Abb. 15.12
Folie 4-1	Ablauf Sitzung 4	◼ Abb. 15.13
Folie 4-2	Ziele der Jugendlichen	◼ Abb. 15.14
Folie 5-1	Ablauf Sitzung 5	◼ Abb. 15.15
Folie 6-1	Ablauf Sitzung 6	◼ Abb. 15.16
Folie 7-1	Ablauf Sitzung 7	◼ Abb. 15.17
Folie 8-1	Ablauf Sitzung 8	◼ Abb. 15.18
Folie 9-1	Ablauf Sitzung 9	◼ Abb. 15.19
Folie 9-2	Comic „Die Macht der Gedanken I"	◼ Abb. 15.20
Folie 9-3	Comic „Die Macht der Gedanken II"	◼ Abb. 15.21
Folie 10-1	Ablauf Sitzung 10	◼ Abb. 15.22
Folie 10-2	Zielerreichung	◼ Abb. 15.23

SAVE – Strategien zur Verbesserung der Aufmerksamkeit, Verhaltensorganisation und Emotionsregulation

Feedback	Feedbackbogen					Seite 1

Bitte gib uns mithilfe der im Folgenden aufgelisteten Aussagen eine Rückmeldung über die heutige Trainingssitzung. Kreuze für jede Aussage die Antwort an, die mit Deiner persönlichen Meinung am besten übereinstimmt. Es gibt keine richtigen oder falschen Antworten! Uns interessiert Deine persönliche Meinung. Bitte beantworte alle Fragen ehrlich.

		Stimme nicht zu ↓				Stimme voll zu ↓
a)	Ich konnte den Inhalten der heutigen Sitzung sehr gut folgen.	1	2	3	4	5
b)	Die Inhalte der heutigen Sitzung sind hilfreich zur Verbesserung der Aufmerksamkeit.	1	2	3	4	5
c)	Die Inhalte der heutigen Sitzung sind hilfreich zur Verbesserung der Hyperaktivität.	1	2	3	4	5
d)	Die Inhalte der heutigen Sitzung sind hilfreich zur Verbesserung der Impulsivität.	1	2	3	4	5
e)	Die Inhalte der heutigen Sitzung sind hilfreich zur Verbesserung der Chaosorganisation.	1	2	3	4	5
f)	Die Inhalte der heutigen Sitzung sind hilfreich zur Erreichung meines persönlichen Ziels.	1	2	3	4	5
g)	In der Gruppe habe ich mich sehr wohl gefühlt.	1	2	3	4	5
h)	Von den Trainern habe ich mich sehr verstanden gefühlt.	1	2	3	4	5

Bitte bewerte jetzt das heutige Training insgesamt! Verwende hierfür die Schulnoten 1 (sehr gut) bis 6 (sehr schlecht). Das heutige Training erhält die Note: _____

Besonders gefallen hat mir:

_____

_____

Meine Verbesserungsvorschläge:

_____

_____

_____

_____

◨ **Abb. 15.1** Feedbackbogen

SAVE – Strategien zur Verbesserung der Aufmerksamkeit, Verhaltensorganisation und Emotionsregulation

Folie 1-1	Ablauf Sitzung 1		Seite 1

	Thema	Konkreter Ablauf	Zeit (min)
1	Kennenlernen	– Vorstellung der Trainer – Vorstellung des heutigen Sitzungsablaufs – Kennenlernen der Jugendlichen anhand eines Spiels (frei wählbar)	30
2	Psychoedukation – Was ist ADHS?	– Welche Symptome gehören zu ADHS? – ADHS im Alltag	30
3	Vorstellung der allgemeinen Sitzungsstruktur	– Blitzlicht – Wiederholung der Themen und Alltagsaufgaben – Tagesordnung – Gestaltung der Themen – Pause – Actionspiel/Konzentrationsübung – Zielklärung – Dauer	15
4	Konzentrationsübung	– Frei wählbar	5
5	Trainings- und Gruppenvereinbarungen	– Festlegen von Regeln zur Zusammenarbeit – Erläuterung einzelner Signale – Punktesystem	15
6	Der Trainingscoach	– Aufgaben und Funktion des Trainingscoaches (Einbeziehen einer Vertrauensperson)	5
7	Abschluss	– Feedback (optional) – Alltagsaufgaben – Blitzlicht (frei wählbar)	10

Abb. 15.2 Folie 1-1: Ablauf Sitzung 1

SAVE – Strategien zur Verbesserung der Aufmerksamkeit, Verhaltensorganisation und Emotionsregulation		
Folie 1-2	**Allgemeine Sitzungsstruktur**	**Seite 1**

- Blitzlicht
- Wiederholungen
- Besprechung der Alltagsaufgaben (Verstärkersystem: wird später erklärt)
- Tagesordnung
- Ziele/Zielklärung
- Pause
- Actionspiele
- Konzentrationsübungen
- Sitzungsdauer
- Anmerkungen zur Gestaltung der Themen/zu dem Aufbau der Themen

◼ **Abb. 15.3** Folie 1-2: Allgemeine Sitzungsstruktur

SAVE – Strategien zur Verbesserung der Aufmerksamkeit, Verhaltensorganisation und Emotionsregulation

Folie 1-3	Bearbeitung der Alltagsaufgaben									Seite 1

Teilnehmer	S 3	S 4	S 5	S 6	S 7	S 8	S 9	S 10	S 2
Name									
Name									
Name									
Name									
Name									
Name									
Name									
Name									

Gesamtpunktzahl am Ende des Trainigsprogramms: _____

□ **Abb. 15.4** Folie 1-3: Bearbeitung der Alltagsaufgaben

SAVE – Strategien zur Verbesserung der Aufmerksamkeit, Verhaltensorganisation und Emotionsregulation

Folie 2-1	Ablauf Sitzung 2		Seite 1

	Thema	Konkreter Ablauf	Zeit (min)
1	Beginn	– Vorstellung der Trainingscoaches – Blitzlicht (frei wählbar) – Wiederholung der letzten Sitzung – Besprechung der Alltagsaufgaben – Vorstellung des Sitzungsablaufs	15
2	Vertiefen des Wissens über ADHS	– Definition und Symptomatik – Entstehung – Behandlung	25
3	Zielplanung Teil 1	– Vor- und Nachteile einer Veränderung – Funktion der Trainingscoaches – Diskussionsrunde mit den Trainingscoaches	25
4	Zielplanung Teil 2	– Wohin soll es gehen? – Konkrete Planung mit dem Trainingscoach	25
5	Konzentrationsübung	– Frei wählbar	5
6	Abschluss	– Feedback (optional) – Einschätzung der Konzentrationsübung – Alltagsaufgaben – Blitzlicht (frei wählbar) (frei wählbar)	15

◘ **Abb. 15.5** Folie 2-1: Ablauf Sitzung 2

SAVE – Strategien zur Verbesserung der Aufmerksamkeit, Verhaltensorganisation und Emotionsregulation		
Folie 2-2	**Risiken und Nebenwirkungen von Veränderungen**	**Seite 1**

_____

_____

_____

_____

_____

_____

_____

_____

_____

_____

_____

_____

_____

_____

_____

_____

_____

_____

_____

_____

_____

_____

□ Abb. 15.6 Folie 2-2: Risiken und Nebenwirkungen von Veränderungen

SAVE – Strategien zur Verbesserung der Aufmerksamkeit, Verhaltensorganisation und Emotionsregulation		
Folie Z-1	**Ablauf der Sitzung mit den Trainingscoaches**	**Seite 1**

	Thema	Konkreter Ablauf	Zeit (min)
1	Beginn	– Begrüßung – Blitzlicht (frei wählbar) – Weshalb kann ich den Jugendlichen gut unterstützen? – Erwartung an die Sitzung – Vorstellung des Sitzungsablaufs	25
2	Problemlösen und Problemlöseschritte	– Definition Ausgangs- und Zielzustand – Aktivierung deklarativen Wissens – Festlegen von Lösungsmöglichkeiten und Abwägen der Vor- und Nachteile – Durchführung der ausgewählten Lösung und Evaluation	20
3	Unterstützungsmöglichkeiten durch die Trainingscoaches	– Konkrete Unterstützungsmöglichkeiten für die Jugendlichen	20
4	Abschluss	– Informationen für die Trainingscoaches – Blitzlicht	10

Abb. 15.7 Folie Z-1: Ablauf der Sitzung mit den Trainingscoaches

SAVE – Strategien zur Verbesserung der Aufmerksamkeit, Verhaltensorganisation und Emotionsregulation		
Folie Z-2	Was soll in dieser Sitzung passieren, damit ich zufrieden nach Hause gehen kann?	Seite 1

_____

_____

_____

_____

_____

_____

_____

_____

_____

_____

_____

_____

_____

_____

_____

_____

_____

_____

_____

_____

_____

_____

◘ Abb. 15.8 Folie Z-2: Was soll in dieser Sitzung passieren, damit ich zufrieden nach Hause gehen kann?

SAVE – Strategien zur Verbesserung der Aufmerksamkeit, Verhaltensorganisation und Emotionsregulation		
Folie Z-3	**Problemlösemodell: Der Aktionsplan**	**Seite 1**

Ein Aktionsplan umfasst 5 Schritte:

Schritt 1:
Das Problem bzw. das Ziel in Worte fassen!

Schritt 2:
Alle möglichen Lösungen aufschreiben!

Schritt 3:
Pros und Kontras auflisten!

Schritt 4:
Jede Lösung anhand einer Skala (1–10) einschätzen!

Schritt 5:
Die beste Lösung ausführen und das Ergebnis bewerten!

☐ **Abb. 15.9** Folie Z-3: Problemlösemodell: Der Aktionsplan

SAVE – Strategien zur Verbesserung der Aufmerksamkeit, Verhaltensorganisation und Emotionsregulation

Folie Z-4	Bitzlicht	Seite 1

- Wie geht es mir jetzt?
- Wie zufrieden gehe ich nach Hause?
- Was ist offen?

_____

_____

_____

_____

_____

_____

_____

_____

_____

_____

_____

_____

_____

_____

_____

_____

_____

_____

_____

_____

_____

■ Abb. 15.10 Folie Z-4: Blitzlicht

SAVE – Strategien zur Verbesserung der Aufmerksamkeit, Verhaltensorganisation und Emotionsregulation

Folie Z-5	Kontakte	Seite 1

An welche Adresse sollen die Informationsbriefe geschickt werden?

Name	Kontaktmöglichkeit

Abb. 15.11 Folie Z-5: Kontakte

SAVE – Strategien zur Verbesserung der Aufmerksamkeit, Verhaltensorganisation und Emotionsregulation

Folie 3-1	Ablauf Sitzung 3	Seite 1

	Thema	Konkreter Ablauf	Zeit (min)
1	Beginn	– Blitzlicht (frei wählbar) – Wiederholung der letzten Sitzung – Besprechung der Alltagsaufgaben – Vorstellung des Sitzungsablaufs	10
2	Zielplanung Teil 3 – Problemlöse-strategie	– Definition Ausgangs- und Zielzustand – Aktivierung deklarativen Wissens – Festlegen von Lösungsmöglichkeiten und Abwägen der Vor- und Nachteile – Durchführung der ausgewählten Lösung und Evaluation	15
3	Actionspiel	– Frei wählbar	10
4	Chaosorganisation Teil 1	– Einsatz eines Terminkalenders und Notizbuches	25
5	Konzentrationsübung	– Frei wählbar	10
6	Bergfestplanung Teil 1	– Gemeinsame Besprechung der Teilnehmer	10
7	Abschluss	– Feedback (optional) – Zielklärung – Einschätzung der Konzentrationsübung – Alltagsaufgaben – Informationen an die Trainingscoaches – Blitzlicht (frei wählbar)	10

Abb. 15.12 Folie 3-1: Ablauf Sitzung 3

SAVE – Strategien zur Verbesserung der Aufmerksamkeit, Verhaltensorganisation und Emotionsregulation

Folie 4-1	Ablauf Sitzung 4	Seite 1

	Thema	Konkreter Ablauf	Zeit (min)
1	Beginn	– Blitzlicht (frei wählbar) – Wiederholung der letzten Sitzung – Besprechung der Alltagsaufgaben – Vorstellung des Sitzungsablaufs	15
2	Psychoedukation – Gehirn und Medikamente	– Informationen über die Funktion des Gehirns – Wirkungsweise der Medikamente – Wird ADHS nicht ausreichend mit Medikamenten behandelt?	30
3	Actionspiel	– Frei wählbar	10
4	Chaosorganisation Teil 2	– Aufgabenliste, ABC-Einteilung	20
5	Konzentrationsübung	– Frei wählbar	5
6	Bergfestplanung Teil 2	– Gemeinsame Besprechung der Trainingsteilnehmer	25
7	Abschluss	– Feedback (optional) – Zielklärung – Einschätzung der Konzentrationsübung – Alltagsaufgaben – Informationen an die Trainingscoaches – Blitzlicht (frei wählbar)	15

Abb. 15.13 Folie 4-1: Ablauf Sitzung 4

SAVE – Strategien zur Verbesserung der Aufmerksamkeit, Verhaltensorganisation und Emotionsregulation

Folie 4-2	Ziele der Jugendlichen	Seite 1

Name:

Problemverhalten	Zielverhalten	Einschätzung Datum/bisher erreicht (0–100 %)
		Sitzung 4:
		Sitzung 5:
		Sitzung 6:
		Sitzung 7:
		Sitzung 8:
		Sitzung 9:
		Sitzung 10:

Name:

Problemverhalten	Zielverhalten	Einschätzung Datum/bisher erreicht (0–100 %)
		Sitzung 4:
		Sitzung 5:
		Sitzung 6:
		Sitzung 7:
		Sitzung 8:
		Sitzung 9:
		Sitzung 10:

Name:

Problemverhalten	Zielverhalten	Einschätzung Datum/bisher erreicht (0–100 %)
		Sitzung 4:
		Sitzung 5:
		Sitzung 6:
		Sitzung 7:
		Sitzung 8:
		Sitzung 9:
		Sitzung 10:

◻ **Abb. 15.14** Folie 4-2: Ziele der Jugendlichen

SAVE – Strategien zur Verbesserung der Aufmerksamkeit, Verhaltensorganisation und Emotionsregulation

Folie 4-2	Ziele der Jugendlichen	Seite 2

Name:

Problemverhalten	Zielverhalten	Einschätzung Datum/bisher erreicht (0–100 %)
		Sitzung 4:
		Sitzung 5:
		Sitzung 6:
		Sitzung 7:
		Sitzung 8:
		Sitzung 9:
		Sitzung 10:

Name:

Problemverhalten	Zielverhalten	Einschätzung Datum/bisher erreicht (0–100 %)
		Sitzung 4:
		Sitzung 5:
		Sitzung 6:
		Sitzung 7:
		Sitzung 8:
		Sitzung 9:
		Sitzung 10:

Name:

Problemverhalten	Zielverhalten	Einschätzung Datum/bisher erreicht (0–100 %)
		Sitzung 4:
		Sitzung 5:
		Sitzung 6:
		Sitzung 7:
		Sitzung 8:
		Sitzung 9:
		Sitzung 10:

◘ **Abb. 15.14** (*Fortsetzung*) Folie 4-2: Ziele der Jugendlichen

SAVE – Strategien zur Verbesserung der Aufmerksamkeit, Verhaltensorganisation und Emotionsregulation

Folie 4-2	Ziele der Jugendlichen	Seite 3

Name:

Problemverhalten	Zielverhalten	Einschätzung Datum/bisher erreicht (0–100 %)
		Sitzung 4:
		Sitzung 5:
		Sitzung 6:
		Sitzung 7:
		Sitzung 8:
		Sitzung 9:
		Sitzung 10:

Name:

Problemverhalten	Zielverhalten	Einschätzung Datum/bisher erreicht (0–100 %)
		Sitzung 4:
		Sitzung 5:
		Sitzung 6:
		Sitzung 7:
		Sitzung 8:
		Sitzung 9:
		Sitzung 10:

◻ **Abb. 15.14** (*Fortsetzung*) Folie 4-2: Ziele der Jugendlichen

SAVE – Strategien zur Verbesserung der Aufmerksamkeit, Verhaltensorganisation und Emotionsregulation

Folie 5-1	Ablauf Sitzung 5		Seite 1

	Thema	Konkreter Ablauf	Zeit (min)
1	Beginn	– Blitzlicht (frei wählbar) – Wiederholung der letzten Sitzung – Besprechung der Alltagsaufgaben – Vorstellung des Sitzungsablaufs	15
2	Chaosorganisation Teil 3 – Ablagesystem	– Aufbewahrungssystem für wichtige Dinge – Ablagesystem für wichtige Unterlagen	30
3	Bergfest	– Bergfest	30
4	Abschluss	– Feedback (optional) – Zielklärung – Alltagsaufgaben – Informationen an die Trainingscoaches – Blitzlicht (frei wählbar)	15

◨ **Abb. 15.15** Folie 5-1: Ablauf Sitzung 5

SAVE – Strategien zur Verbesserung der Aufmerksamkeit, Verhaltensorganisation und Emotionsregulation

Folie 6-1	Ablauf Sitzung 6	Seite 1

	Thema	Konkreter Ablauf	Zeit (min)
1	Beginn	– Blitzlicht (frei wählbar) – Wiederholung der letzten Sitzung – Besprechung der Alltagsaufgaben – Vorstellung des Sitzungsablaufs	15
2	Die Aufmerksamkeitsspanne	– Abschätzen der eigenen Aufmerksamkeitsspanne – Messen der Aufmerksamkeitsspanne – Aufgabeneinteilung	30
3	Actionspiel	– Frei wählbar	10
4	Verzögerung der Ablenkung	– 9 Schritte zur Verzögerung der Ablenkung	20
5	Konzentrationsübung	– Frei wählbar	10
6	Abschluss	– Feedback (optional) – Zielklärung – Einschätzung der Konzentrationsübung – Alltagsaufgaben – Informationen an den Trainingscoach – Blitzlicht (frei wählbar)	15

Abb. 15.16 Folie 6-1: Ablauf Sitzung 6

| | | SAVE – Strategien zur Verbesserung der Aufmerksamkeit, Verhaltensorganisation und Emotionsregulation | | |

SAVE – Strategien zur Verbesserung der Aufmerksamkeit, Verhaltensorganisation und Emotionsregulation

Folie 7-1	Ablauf Sitzung 7	Seite 1

	Thema	Konkreter Ablauf	Zeit (min)
1	Beginn	– Blitzlicht (frei wählbar) – Wiederholung der letzten Sitzung – Besprechung der Alltagsaufgaben – Vorstellung des Sitzungsablaufs	15
2	Veränderung der Umgebung	– Die Arbeitsumgebung – Analyse der individuellen Arbeitsumgebung	30
3	Actionspiel	– Frei wählbar	10
4	Techniken zur Reduzierung der Ablenkbarkeit	– Erinnerungshilfen und Alarmsystem	30
5	Konzentrationsübung	– Frei wählbar	10
6	Abschluss	– Feedback (optional) – Zielklärung – Einschätzung der Konzentrationsübung – Alltagsaufgaben – Informationen an die Trainingscoaches – Blitzlicht (frei wählbar)	20

Abb. 15.17 Folie 7-1: Ablauf Sitzung 7

SAVE – Strategien zur Verbesserung der Aufmerksamkeit, Verhaltensorganisation und Emotionsregulation

Folie 8-1	Ablauf Sitzung 8		Seite 1

	Thema	Konkreter Ablauf	Zeit (min)
1	Beginn	– Blitzlicht (frei wählbar) – Wiederholung der letzten Sitzung – Besprechung der Alltagsaufgaben – Vorstellung des Sitzungsablaufs	15
2	Wie gelassen bin ich?	– Gelassenheitsbarometer – Woran erkenne ich meine Gelassenheitsstufe?	35
3	Actionspiel	– Frei wählbar	10
4	Grundlagen der Gelassenheit	– Die 10 Fragen zur Gelassenheit	20
5	Konzentrationsübung	– Frei wählbar	5
6	Abschluss	– Feedback (optional) – Zielklärung – Einschätzung der Konzentrationsübung – Alltagsaufgaben – Informationen an die Trainingscoaches – Blitzlicht (frei wählbar)	20

Abb. 15.18 Folie 8-1: Ablauf Sitzung 8

SAVE – Strategien zur Verbesserung der Aufmerksamkeit, Verhaltensorganisation und Emotionsregulation

Folie 9-1	Ablauf Sitzung 9		Seite 1

	Thema	Konkreter Ablauf	Zeit (min)
1	Beginn	– Blitzlicht (frei wählbar) – Wiederholung der letzten Sitzung – Besprechung der Alltagsaufgaben – Vorstellung des Sitzungsablaufs	15
2	Gelassenheitsübungen Teil 1	– Gelassenheit – Selbstwert – Stärken – Situationen vermeiden	40
3	Actionspiel	– Frei wählbar	5
4	Gelassenheitsübungen Teil 2	– Die Macht der Gedanken – Cool-down-Bewegungen	30
5	Konzentrationsübung	– Frei wählbar	5
6	Abschluss	– Feedback (optional) – Zielklärung – Einschätzung der Konzentrationsübung – Alltagsaufgaben – Informationen an die Trainingscoaches – Blitzlicht (frei wählbar)	20

Abb. 15.19 Folie 9-1: Ablauf Sitzung 9

SAVE – Strategien zur Verbesserung der Aufmerksamkeit, Verhaltensorganisation und Emotionsregulation

| Folie 9-2 | Comic „Die Macht der Gedanken I" | Seite 1 |

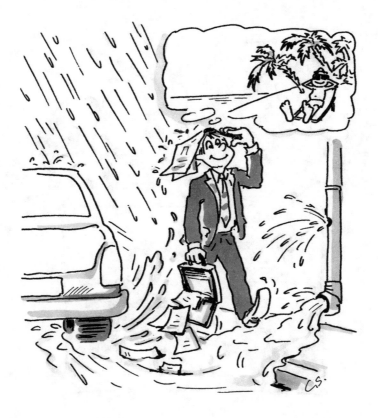

◻ **Abb. 15.20** Folie 9-2: Comic „Die Macht der Gedanken I"

SAVE – Strategien zur Verbesserung der Aufmerksamkeit, Verhaltensorganisation und Emotionsregulation

| Folie 9-3 | Comic „Die Macht der Gedanken II " | Seite 1 |

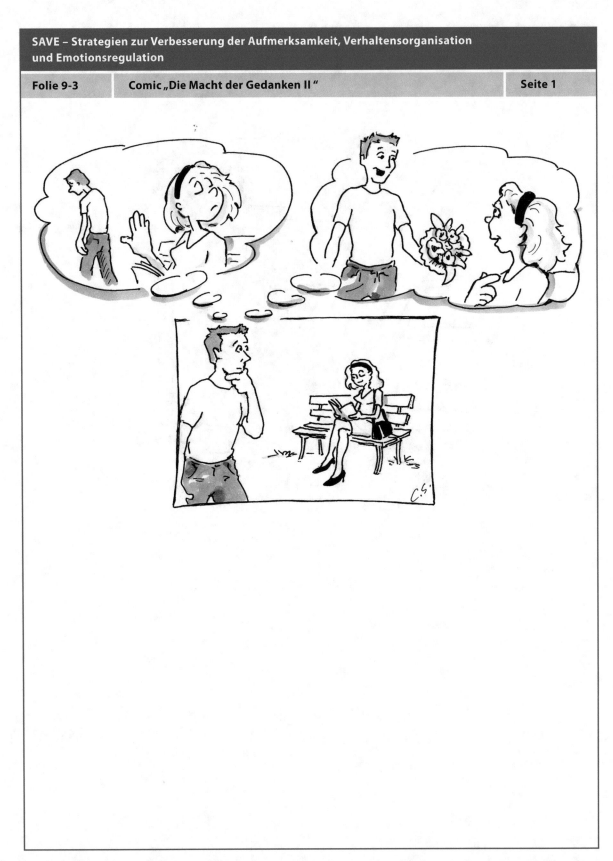

◻ **Abb. 15.21** Folie 9-3: Comic „Die Macht der Gedanken II"

		SAVE – Strategien zur Verbesserung der Aufmerksamkeit, Verhaltensorganisation und Emotionsregulation	
Folie 10-1	**Ablauf Sitzung 10**		**Seite 1**

	Thema	Konkreter Ablauf	Zeit (min)
1	Beginn	– Blitzlicht (frei wählbar) – Wiederholung der letzten Sitzung – Besprechung der Alltagsaufgaben – Vorstellung des Sitzungsablaufs	15
2	Anwendung der erlernten Techniken	– Beratung verschiedener Comicfiguren/Personen	20
3	Zielerreichung	– Nennen der Ziele und Abschätzen der Zielerreichung	20
4	Ausblick	– Brief an sich selbst	10
5	Selbstmanagement	– Woran merke ich, dass es wieder schwieriger wird? – Handlungsplan entwickeln	20
6	Konzentrationsübung	– Frei wählbar	5
7	Auswertung	– Rückmeldung an die Gruppe/Verstärker – Rückmeldung der Teilnehmer	20
8	Abschluss	– Informationen an die Trainingscoaches – Blitzlicht (frei wählbar)	15

▪ **Abb. 15.22** Folie 10-1: Ablauf Sitzung 10

SAVE – Strategien zur Verbesserung der Aufmerksamkeit, Verhaltensorganisation und Emotionsregulation	
Folie 10-2 **Zielerreichung**	**Seite 1**

— Was hast Du erreicht?

— Wie hast Du es erreicht (1–100 %)?

— Welche Strategien haben Dir geholfen?

— Woran möchtest Du weiterarbeiten?

_____

_____

_____

_____

_____

_____

_____

_____

_____

_____

_____

_____

_____

_____

_____

_____

_____

_____

◻ **Abb. 15.23** Folie 10-2: Zielerreichung

Serviceteil

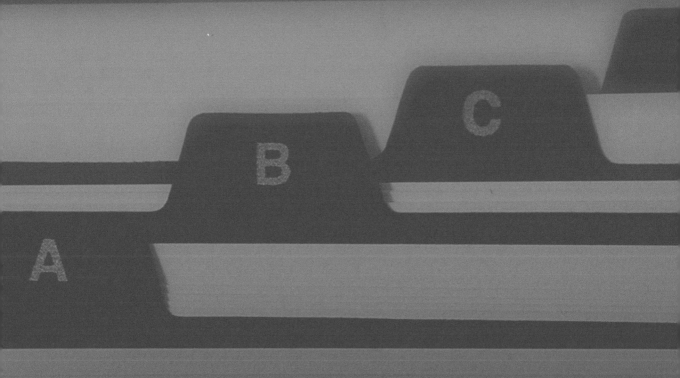

N. Spröber et al., *SAVE – Strategien für Jugendliche mit ADHS,*
DOI 10.1007/978-3-642-38362-5, © Springer-Verlag Berlin Heidelberg 2013

Stichwortverzeichnis